Roland Schleiffer
ADHS: Medizin als Erziehungshilfe

Roland Schleiffer

ADHS: Medizin als Erziehungshilfe

Eine systemtheoretische Begründung der Popularität dieser Diagnose

BELTZ JUVENTA

Der Autor

Roland Schleiffer, Prof. Dr. med., Jg. 1947, ist Facharzt für Kinder- und Jugendpsychiatrie sowie für Psychotherapeutische Medizin und emeritierter Professor für Psychiatrie und Psychotherapie in der Heilpädagogik der Universität zu Köln. Seine Forschungsschwerpunkte sind Systemische Entwicklungspsychopathologie, Bindungstheorie und Fremdunterbringung.

MIX
Papier | Fördert gute Waldnutzung
FSC® C089473

Dieses Buch ist erhältlich als:
ISBN 978-3-7799-8339-2 Print
ISBN 978-3-7799-8340-8 E-Book (PDF)
ISBN 978-3-7799-8341-5 E-Book (ePub)

1. Auflage 2024

Herstellung: Hanna Sachs
Satz: xerif, le-tex
Druck und Bindung: Beltz Grafische Betriebe, Bad Langensalza
Beltz Grafische Betriebe ist ein klimaneutrales Unternehmen (ID 15985–2104-100)
Printed in Germany

Weitere Informationen zu unseren Autor:innen und Titeln finden Sie unter: www.beltz.de

Für Almut, wiederum

Inhalt

1 ADHS – die Kontroverse 9

2 „Der Zappel-Philipp" 13
2.1 Heinrich Hoffmanns „Struwwelpeter": Ein unverwüstlicher Bestseller 15
2.2 Der Autor 21
2.3 „Der Struwwelpeter": Ein Bestseller 25
2.4 Unartig oder krank? 29

3 Das Erscheinungsbild der Aufmerksamkeitsdefizit-/Hyperaktivitätsstörung 32
3.1 Die Diagnose ADHS 32
3.2 ADHS: Eine „gute" Diagnose? 35
3.3 Häufigkeit 39
3.4 ADHS im Erwachsenenalter 44
3.5 Komorbidität 46
3.6 Ein Exkurs zur Geschichte der ADHS 48
3.7 Ätiologische Vorstellungen 56

4 Funktionale Analyse und Systemtheorie der Gesellschaft 60
4.1 Die Methode der funktionalen Analyse 60
4.2 Sozialisation und Erziehung 61
4.3 Funktionale Differenzierung 63

5 Die Unaufmerksamkeit des Schulkindes: Ein komplexes Problem 67
5.1 Bedeutung/Funktion von Aufmerksamkeit 70
5.2 Aufmerksamkeitsprobleme 75
5.3 Unaufmerksamkeit als Problem der modernen Schule 79
5.4 Transition 84
5.5 Fokussierte Aufmerksamkeit als Verzicht 94
5.6 Das Technologiedefizit der Erziehung 95

6 ADHS als Problemlösung 97
6.1 ADHS: Ein komplexes Problemsystem 97
6.2 ADHS und die Gefahr des selbstreferentiellen Zirkels 99

6.3 Psychopharmakologie als Problemlösung 100
6.4 Die Diagnose ADHS als Problemlösung 103

7 Medikalisierung 105
7.1 Die Diagnose ADHS und ihre kommunikativen Folgen 106
7.2 Zum Nutzen der Diagnose ADHS für die vom Problem Betroffenen 108
7.3 Polykontexturalität 116

Abbildungsverzeichnis 124

Literatur 125

1 ADHS – die Kontroverse

Der Freiburger Medizinhistoriker Eduard Seidler (2004, S. 239) beginnt seinen im Deutschen Ärzteblatt, dem offiziellen Standesorgan der deutschen Ärzteschaft, erschienenen Aufsatz „Von der Unart zur Krankheit" mit den Sätzen: „Man muss in der Medizingeschichte weit zurückgehen, um eine vergleichbar heftige Kontroverse wie die um Diagnostik und Therapie der Aufmerksamkeits-Defizit-Hyperaktivitäts-Störung (ADHS) zu finden. Parallelen gibt es im 19. Jahrhundert bei den Auseinandersetzungen um die Impfprophylaxe oder bei den Schlachten um Nutzen und Nachteil der Homöopathie."

Die Formulierung des Aufsatztitels könnte suggerieren, dass die inzwischen Jahrzehnte währende Kontroverse, ob es sich bei den Kindern, denen eine Aufmerksamkeitsdefizit-Hyperaktivitätsstörung (im Folgenden abgekürzt mit ADHS) attestiert wird, um kranke Kinder handelt oder doch eher um unartige Kinder, wie sie Heinrich Hoffmann (1809–1894) in seinem berühmten „Struwwelpeter"-Buch so anschaulich beschrieben und gezeichnet hat, inzwischen ausgestanden sei zugunsten der Option für „krank". Dem ist allerdings keineswegs so. Nach wie vor gibt es Streit darüber, ob das unstrittig vorhandene Erziehungsproblem organischer Natur und somit letztlich auf eine suboptimale neurophysiologische Ausstattung des betreffenden Kindes zurückzuführen sei oder ob die kindlichen Verhaltensauffälligkeiten doch eher als Folge eines problembehafteten Erziehungsprozesses und somit als psychogen zu verstehen seien. Die Fragen scheinen ungelöst, ob es sich bei diesen Kindern um schwierige oder um kranke Kinder handelt (vgl. etwa Becker 2014) und ob es sich bei der ADHS „wirklich" um eine Krankheit handelt (etwa Quinn / Lynch 2016).

Nach der Diagnose „Störung des Sozialverhaltens" dürfte es sich bei der ADHS um die weltweit am häufigsten gestellte kinderpsychiatrische Diagnose handeln. Die volkswirtschaftlichen Kosten dieser Störung bzw. des Umgangs mit ihr sind jedenfalls enorm hoch (Schlander al. 2010; Cortese et al. 2023). Auch soll die ADHS das am intensivsten beforschte Störungsbild der Kinder- und Jugendpsychiatrie sein. Die wissenschaftliche Literatur zu diesem Thema ist kaum noch zu überschauen. Allerdings wird auch kaum eine andere psychische Störung des Kindes- und Jugendalters so kontrovers selbst in der Öffentlichkeit diskutiert wie die ADHS. Der Kinderpsychiater Peter Riedesser (2014) sprach im Zusammenhang mit der ADHS von „einer der größten Kontroversen in der Geschichte des Fachgebiets Kinder- und Jugendpsychiatrie".

So sorgte im Jahre 2012 ein im Der Spiegel[1] erschienener Artikel für Aufsehen. In diesem Artikel, in dem es um den geradezu dramatischen Anstieg einiger psychiatrischer Diagnosen ging, zitierte der Wissenschaftsjournalist Jörg Blech aus einem Interview, das der renommierte amerikanische Kinderpsychiater Leon Eisenberg im Jahre 2009 kurz vor seinem Tod gegeben habe. In diesem Interview habe dieser ADHS als „ein Paradebeispiel für eine fabrizierte Erkrankung" („fictitious disease") bezeichnet.

Trotz oder vielleicht auch gerade wegen dieser strittigen Nosologie sind die hohen Prävalenz- und Inzidenzzahlen der ADHS und deren Anstieg in den letzten Jahrzehnten doch schon bemerkenswert. Die entsprechenden Zahlen nahmen sogar ein solches Ausmaß an, dass sich die deutschen Gesundheitsbehörden im Jahre 2010 zu einem Schritt gezwungen sahen, der insofern gänzlich ungewöhnlich war, als dieser einen Eingriff in die der Ärzteschaft grundsätzlich zugestandene Therapiefreiheit bedeutete. Da die Diagnose ADHS quasi-automatisch die medikamentöse Therapie mit Methylphenidat[2] impliziert, einem Wirkstoff aus der Klasse der sogenannten „Stimulanzien", denen ein nicht unbeträchtliches Suchtpotenzial zugeschrieben wird, verfügte der Gemeinsame Bundesausschuss (G-BA), das oberste Beschlussgremium der gemeinsamen Selbstverwaltung im deutschen Gesundheitswesen, eine Änderung der Arzneimittel-Richtlinie. In dem Beschluss heißt es: „Die Diagnose einer ADHS muss danach künftig noch umfassender als bisher gestellt werden und die Verordnung von Methylphenidathaltigen Arzneimitteln darf nur noch von Spezialisten für Verhaltensstörungen bei Kindern und Jugendlichen erfolgen. Zudem muss die Therapie regelmäßig unterbrochen werden, um ihre Auswirkungen auf den Gesundheitszustand der behandelten Patienten beurteilen zu können." https://www.bundesgesundheitsministerium.de/themen/praevention/kindergesundheit/aufmerksamkeitsdefizitsyndrom.html

Im Folgenden geht es um den Versuch einer Begründung sowohl für den „Erfolg" des diagnostischen Konstrukts „ADHS" als auch für die Heftigkeit der Kontroverse um diese Diagnose. Dabei wäre es zu einfach, gewissermaßen verschwörungs-

1 http://www.spiegel.de/spiegel/print/d-83865282.html

2 Methylphenidat hat eine anregende, die Konzentration erhöhende Wirkung und soll die Kontrollfunktion verbessern. Methylphenidat unterliegt in Deutschland als Betäubungsmittel einer gesonderten Verschreibungspflicht. Wurden 1993 insgesamt 34 kg dieser psychotropen Substanz verkauft, waren es 2008 bereits 1617 kg, was einer Steigerungsrate von 4656 Prozent entspricht. Am größten sei der Anstieg von 1999 auf 2000 mit 91 Prozent gewesen. Bis 2008 stieg der Verbrauch jährlich um durchschnittlich 17 Prozent und seitdem nur noch geringfügig, um in den folgenden Jahren zu stagnieren.
https://www.pharmazeutische-zeitung.de/ausgabe-142014/methylphenidat-verbrauch-leicht-ruecklaeufig/

theoretisch ausschließlich oder auch nur überwiegend die Profitinteressen einer Pharmaindustrie ins Feld zu führen, welche die Dramatisierung, wenn nicht gar die Erfindung von Krankheiten („disease mongering") zu ihrem Geschäftsmodell erkoren habe. Schließlich müsste eine solche Begründung die Frage aufwerfen nach den Umständen, welche die Profitchancen für die Pharmaindustrie so groß haben werden lassen, dass diese sich veranlasst sah, die entsprechenden Investitionen für die Produktion dieses Pharmakons auch vorzunehmen. Es ist mithin davon auszugehen, dass sich noch weitere Nutznießer einer solchen Medikalisierung eines zuvorderst pädagogischen Problems werden auffinden lassen.

In der Tat lässt sich der „Erfolg" der Diagnose ADHS auf unterschiedliche Faktoren zurückführen. So verweist die ADHS-Diagnose auf systemrelevante Probleme des modernen Erziehungssystems. Schließlich lässt ein Kind, das nicht aufpasst und so den Mitteilungen seiner Pädagog:innen nicht die angemessene Aufmerksamkeit schenkt, die pädagogische Kommunikation kollabieren. Sodann verspricht diese Diagnose eine Problemlösung durch das Medizinsystem, das eine effiziente, pharmazeutikalisierende Erziehungshilfe anbietet. Überhaupt lässt sich die Heftigkeit der Kontroverse auch darauf zurückführen, dass hier durchaus auch Grundfragen der (Psycho-)Pathologie thematisiert werden, etwa die Frage der Definition von (psychischer) Krankheit.

Schon von daher kann von den nachfolgenden Ausführungen auch keine Lösung solch strittiger Fragen erwartet werden. Allerdings soll ein rationalerer Umgang mit diesen vorgestellt werden. Hierzu gehört insbesondere der Verzicht auf die doch allzu simplifizierende Dichotomisierung „krank oder ungezogen".

Zunächst (Kap. 2) geht es um die Erfolgsgeschichte des vom Frankfurter Arzt Heinrich Hoffmann im Jahre 1845 verfassten Bestsellers „Der Struwwelpeter" mit seinem vielleicht berühmtesten Protagonisten, dem „Zappel-Philipp". In diesem Büchlein wird das unartige, weil unaufmerksame und zappelige Verhalten des „Zappel-Philipps" so anschaulich und wiedererkennbar geschildert, dass über 100 Jahre später der Volksmund dem kinderpsychiatrischen Störungsbild der Aufmerksamkeitsdefizit- und Hyperaktivitätsstörung (ADHS) den Namen „Zappelphilipp-Syndrom" gab. Im nächsten Kapitel (Kap. 3) wird das „klinische" Erscheinungsbild der ADHS knapp zusammengefasst. Die Gültigkeit dieser Diagnose wird kritisch diskutiert. Zudem wird in einem Exkurs die durchaus komplizierte Geschichte dieser Diagnose referiert. Im Weiteren wird eine funktionale Analyse der Verhaltensauffälligkeiten bzw. -störungen vorgestellt. Diese Methode, die sich an dem Schema Problem/Problemlösung orientiert, kommt in der differenztheroretischen Systemtheorie Luhmannscher Prägung ein zentraler Stellenwert zu. Diese Theorietechnik begreift ein auffälliges oder störendes Verhalten nicht in erster Linie als ein Problem, das zur Suche nach möglichen Problemlösungen auffordert, sondern als einen, wenn auch suboptimalen, Problemlösungsversuch. Nach einer Darstellung dieser Methode (Kap.4) soll die Brisanz der durch das unaufmerksame und unruhige Schulkind hervorgerufenen Probleme für die moderne Schule aufgezeigt werden (Kap. 5). Die Aufmerksamkeitsdefizit-Hyperaktivitätsstörung gerät zu einer Schulkrankheit, welche die schulische Kommunikation auf ihrer selbstreferentiellen Seite gefährdet. Es wird die These expliziert, dass die hohe Prävalenz dieser Diagnose auf Probleme verweist, zu denen es bei der Transition von der Familie hin zur (Vor)schule kommt. Manche Kinder zeigen sich auf diesen Übergang unzulänglich vorbereitet, wenn sie kaum in der Lage sind, die für eine erfolgreiche Beteiligung an der schulischen Kommunikation notwendige Fukussierung ihrer Aufmerksamkeit aufzubringen. Die Diagnose ADHS liefert für dieses komplexe Problemsystem dann eine Problemlösung durch das Medizinsystem (Kap. 6). Das unaufmerksame Schulkind wird zu einem kranken Kind, bei dessen Krankheit in erster Linie eine medikamentöse Therapie indiziert ist. Zudem ermöglicht die Attribution von Krankheit eine moralisch indifferente Kommunikation, die sich sonst im Umgang mit verhaltensauffälligen Kindern nur schwer durchhalten lässt. Abschließend (Kap. 7) wird die von soziologischer Seite geäußerte Kritik an diesem Medikalisierungsprozess diskutiert. Es soll gezeigt werden, dass sich beide Ansätze, das Verstehen der Unaufmerksamkeit eines Schulkindes als Kommunikationsproblem einerseits wie auch die Erklärung dieses Problems als biomedizinische Funktionsstörung andererseits, sich keineswegs wechselseitig ausschließen. Vielmehr wird für die Einnahme einer polykontexturalen Perspektive plädiert, die wenn auch nicht unbedingt eine Auflösung der nosologischen Kontroverse um das unaufmerksame Schulkind, so doch einen ausgewogeneren und rationaleren Umgang ermöglichen sollte.

2 „Der Zappel-Philipp“

Von Kindern, denen ärztlicherseits die Diagnose Aufmerksamkeitsdefizit-Hyperaktivitätsstörung (ADHS) attestiert wird, heißt es auch, sie hätten ein „Zappelphilipp-Syndrom“. Diese Wortschöpfung verdankt sich dem „Zappel-Philipp“, dem vielleicht bekanntesten jungen Protagonisten aus Heinrich Hoffmanns berühmten Kinderbuch „Der Struwwelpeter“, erstmals erschienen im Jahre 1845.

Diese Geschichte handelt von Philipp, einem Jungen, der am Essenstisch nicht, wie es sich doch gehört, stillsitzt, sondern so heftig schaukelt, bis er vom Stuhl fällt, wobei auch noch die Tischdecke mitsamt der Mahlzeit zu Boden geht (Abb. 1–3).

Abb. 1: Die Geschichte vom Zappel-Philipp (Hoffmann 1859)

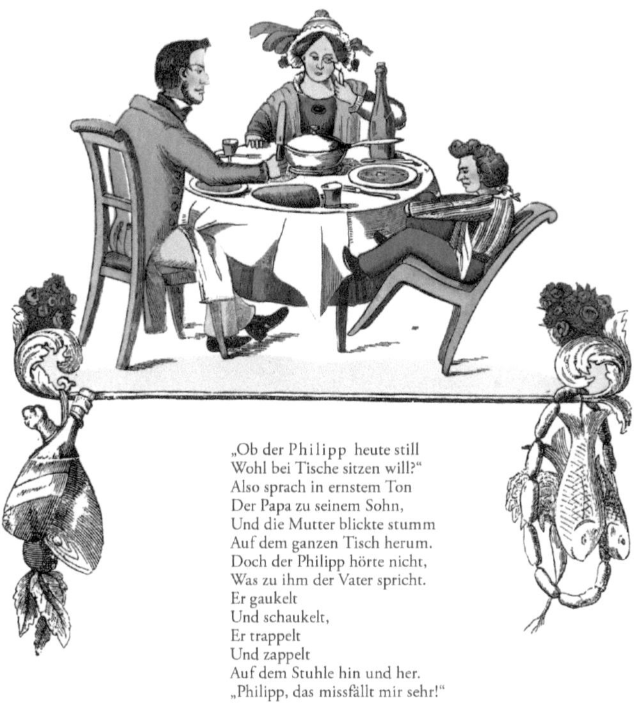
„Ob der Philipp heute still
Wohl bei Tische sitzen will?“
Also sprach in ernstem Ton
Der Papa zu seinem Sohn,
Und die Mutter blickte stumm
Auf dem ganzen Tisch herum.
Doch der Philipp hörte nicht,
Was zu ihm der Vater spricht.
Er gaukelt
Und schaukelt,
Er trappelt
Und zappelt
Auf dem Stuhle hin und her.
„Philipp, das missfällt mir sehr!“

Abb. 2: Die Geschichte vom Zappel-Philipp (Hoffmann 1859)

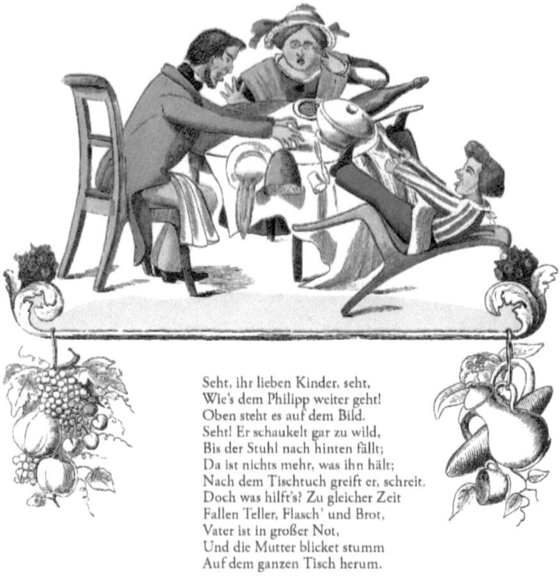
Seht, ihr lieben Kinder, seht,
Wie's dem Philipp weiter geht!
Oben steht es auf dem Bild.
Seht! Er schaukelt gar zu wild,
Bis der Stuhl nach hinten fällt;
Da ist nichts mehr, was ihn hält;
Nach dem Tischtuch greift er, schreit.
Doch was hilft's? Zu gleicher Zeit
Fallen Teller, Flasch' und Brot,
Vater ist in großer Not,
Und die Mutter blicket stumm
Auf dem ganzen Tisch herum.

Abb. 3: Die Geschichte vom Zappel-Philipp (Hoffmann 1859)

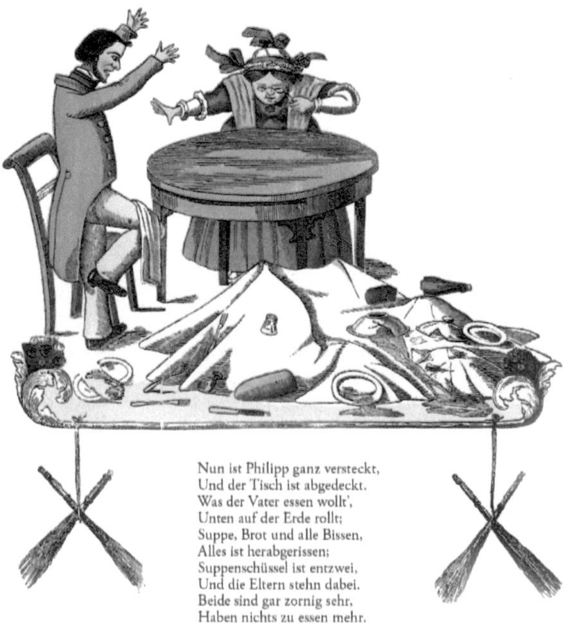
Nun ist Philipp ganz versteckt,
Und der Tisch ist abgedeckt.
Was der Vater essen wollt',
Unten auf der Erde rollt;
Suppe, Brot und alle Bissen,
Alles ist herabgerissen;
Suppenschüssel ist entzwei,
Und die Eltern stehn dabei.
Beide sind gar zornig sehr,
Haben nichts zu essen mehr.

Der Popularität des „Zappel-Philipps“ ist zu verdanken, dass die Aufmerksamkeitsdefizit-Hyperaktivitätsstörung im Volksmund auch als „Zappelphilipp-Syndrom“ bezeichnet wird. Diese Bezeichnung verweist zum einen auf die Ubiquität der diesem Störungsbild zugrundeliegenden Problematik. In der Tat sind Unaufmerksamkeit wie auch Bewegungsunruhe vor allem im Kindesalter durchaus weit verbreitet. Zum anderen verdankt sich diese Bezeichnung auch dem überaus hohen Bekanntheitsgrad des von Heinrich Hoffmann in seinem Büchlein „Der Struwwelpeter“ skizzierten „Zappel-Philipp“. Mehr noch: Weil Heinrich Hoffmann die Problematik eines unaufmerksamen und hypermotorischen Kindes so überzeugend und wiedererkennbar geschildert hat, wurde ihm nicht nur die Würde eines Erstbeschreibers dieses Störungsbildes zuerkannt, sondern er avancierte bisweilen zum ersten Kinderpsychiater, der mit seinem „Struwwelpeter“ geradezu ein Lehrbuch der Kinderpsychiatrie verfasst habe.

2.1 Heinrich Hoffmanns „Struwwelpeter“: Ein unverwüstlicher Bestseller

Dem allerdings ist keineswegs so. Mit zum enormen Erfolg des Struwwelpeters und seiner „Helden“ beigetragen hat auch, dass es Heinrich Hoffmann gelungen war, allfällige und insofern in gewisser Weise durchaus „normale“ Probleme von und mit Kindern prägnant zu schildern, also von Kindern, die sich zwar unartig und somit nicht regelkonform, dabei aber auch nicht unbedingt erwartungswidrig, sondern in gewisser Weise durchaus kindgemäß benehmen. Im Text dieses schmalen Büchleins finden sich jedenfalls keinerlei Hinweise dafür, dass der Autor die „Unartigkeiten“ dieser Kinder als Symptome einer Krankheit angesehen haben könnte. Auch beabsichtigte Hoffmann ganz sicherlich nicht, ein medizinisches Werk zu verfassen. Vielmehr geht es um Kinder, die gewissermaßen ein normales normwidriges Verhalten an den Tag legen.[3]

Heinrich Hoffmann schrieb und zeichnete nicht in seiner Eigenschaft als Arzt, sondern als Vater, der sich für seinen kleinen Sohn ein sehr persönliches Geschenk ausgedacht hatte. Nach allem, was wir wissen (hierzu u. a. Seidler 2004; Sauer 2015a) hat er im Jahre 1844 die „Drolligen Geschichten und lustigen Bilder", wie es in der Urhandschrift heißt, als pädagogisch wertvolles Weihnachtsgeschenk für seinen vierjährigen Sohn Carlchen verfasst. Eingeleitet durch einen „illustrierten Vorspruch“ wird das Bilderbuch als Geschenk des Christkinds für artige Kinder angekündigt, nämlich für Kinder, die „ihre Suppe essen und das Brot auch nicht

3 Grundlegend zur Unterscheidung zwischen a-nomal und ab-normal: Georges Canguilhem (1974) „Das Normale und das Pathologische“.

vergessen", die „still sind bei den sieben Sachen" und die „beim Spaziergehn auf den Gassen von Mama sich führen lassen" (Abb. 4).

Abb. 4: Der illustrierte Vorspruch (Hoffmann 1859)

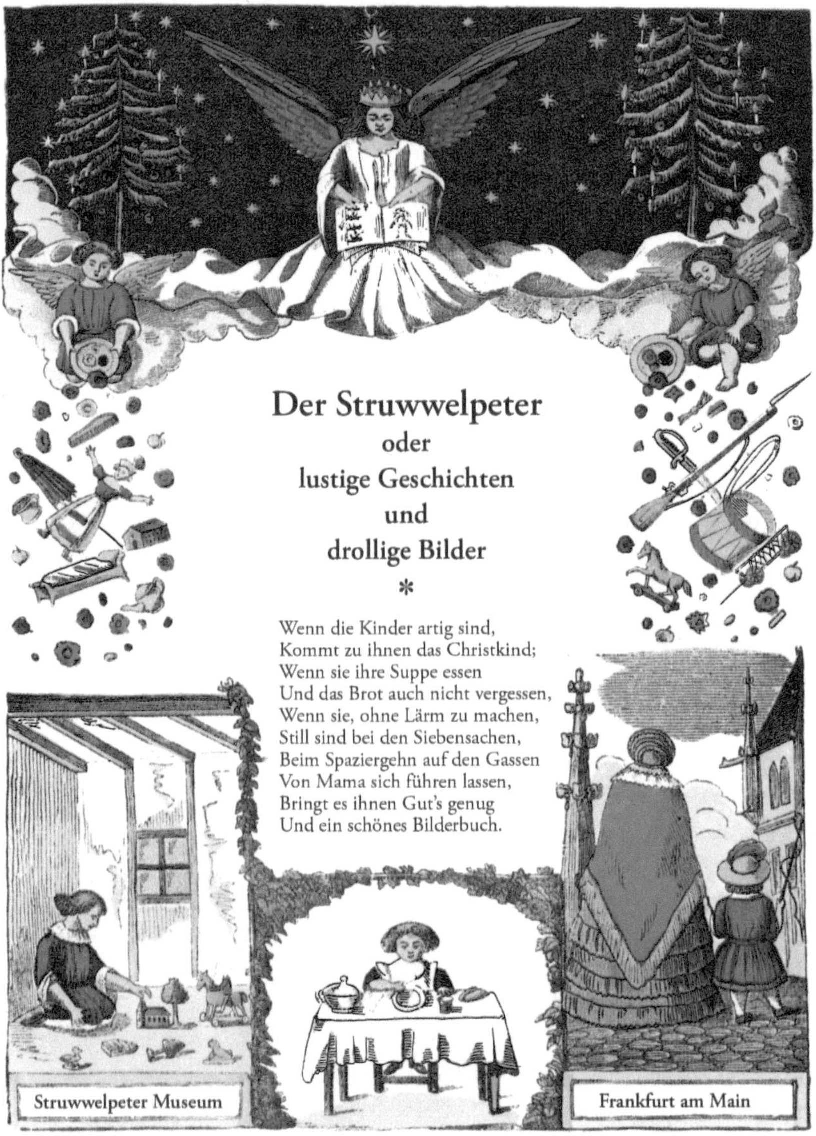
Der Struwwelpeter
oder
lustige Geschichten
und
drollige Bilder
Wenn die Kinder artig sind,
Kommt zu ihnen das Christkind;
Wenn sie ihre Suppe essen
Und das Brot auch nicht vergessen,
Wenn sie, ohne Lärm zu machen,
Still sind bei den Siebensachen,
Beim Spaziergehn auf den Gassen
Von Mama sich führen lassen,
Bringt es ihnen Gut's genug
Und ein schönes Bilderbuch.
Struwwelpeter Museum
Frankfurt am Main

Diese erste, handschriftliche Version des Buches bestand aus sechs gereimten Bildergeschichten, wobei die Geschichten vom „Paulinchen“, dem „Zappel-Philipp“, dem „Hanns Guck-in-die-Luft“ und dem „Fliegenden Robert“ noch fehlten. Mit einem weihnachtlichen Vorspruch beginnt also das handgefertigte Büchlein, und das „Struwwelpeter“-Blatt beschließt es. Die endgültige Textfassung ab der 5. Auflage von 1847 umfasst dann zehn illustrierte Versgeschichten unterschiedlicher Länge. Heinrich Hoffmann (1871) selbst schilderte Jahrzehnte später im von Ernst Keil herausgegebenen „Illustrirtem Familienblatt“ „Die Gartenlaube“ die Entstehungsgeschichte seines „Struwwelpeters“:

> „Gegen Weihnachten im Jahre 1844, als mein ältester Sohn drei Jahre alt war, ging ich in die Stadt um ihm ein Bilderbuch als Weihnachtsgeschenk zu kaufen. Das Buch sollte dem Verstand meines Sohnes gerecht werden. Mit Enttäuschung musste ich feststellen, dass nur endlos lange Märchen, dumme oder erzieherische Geschichten auf dem Markt zu finden waren. Ich habe die Geduld endgültig verloren als ich einen Band öffnete, indem eine Bank, ein Stuhl, ein Becher und viele andere Dinge abgebildet waren und unter jedem Bild stand: die Hälfte, ein Drittel oder ein Zehntel der originalen Größe. Mein Sohn muss nun wirklich nicht wissen, wie groß eine Bank ist. Das Kind hat keinen abstrakten Verstand.
>
> Nichts desto trotz brachte ich diesen Abend ein Buch mit nach Hause. Ich gab es meiner Frau mit den Worten: ›Hier ist das Weihnachtsgeschenk für den Kleinen.‹ Sie nahm es und stellte etwas entsetzt fest, dass es ein Notizbuch mit leeren Seiten war. ›Das ist richtig‹, versicherte ich ihr, ›wir werden daraus ein richtiges Buch machen. In meiner Praxis, wo ich öfter mit kleinen Kindern zu tun habe, wollte ich mich auf diese Aufgabe vorbereiten. Das war kein einfaches Unternehmen, da Eltern den Kindern immer mit dem Kaminfeger oder dem Doktor drohen, wenn sie mit ihren Erziehungskünsten am Ende sind. ›Mein Kleiner, wenn du dich nicht benimmst, holt dich der Kaminfeger‹ oder ›Kind, wenn du zuviel isst, verschreibt dir der Doktor eine scheussliche Medizin.‹ Die Folgen davon sind, dass Kinder, wenn sie mein Untersuchungszimmer betreten, zu schreien anfangen und sich sträuben von mir zu behandeln zu lassen. In solchen Momenten greife ich zu Papier und Bleistift und fange an eine kleine Geschichte zu erzählen und illustrieren, Das hilft meistens um die kleinen Patienten zu beruhigen und ich kann meine Pflicht ausfüllen.“

Wie man aus seinen in den Jahren 1889 bis 1892 niedergeschriebenen und erst 1926 postum veröffentlichten Lebenserinnerungen erfährt, muss Heinrich Hoffmann schon immer gerne gezeichnet haben. Während seiner Tätigkeit als – in heutiger Begrifflichkeit – praktischer Arzt malte er immer wieder kleine Bilder, mit denen er seine jungen Patienten ablenken wollte, um sie hernach besser untersuchen zu können. Hierzu schreibt er (Hoffmann 1926/1985, S. 140):

> „So ganz aus der Luft gegriffen waren übrigens die Geschichten doch nicht, die eine oder andere war doch auf praktischem Boden gewachsen, so namentlich der Haupt-

held. Als Arzt bin ich oft einem störenden Hindernis bei der Behandlung kleiner Kinder begegnet. Der Doktor und der Schornsteinfeger sind bei Müttern und Pflegerinnen zwei Popanze, um folgsame Sprösslinge zu schrecken und zu bändigen. „Wenn du viel isst, kommt der Doktor und gibt dir bittere Arznei oder setzt die Blutegel an!" Oder: „Wenn du unartig bist, so kommt der schwarze Schlotfeger und nimmt dich mit!" Was folgt dann? Sowie der Doktor an das Bett des kleinen Patienten tritt, weint, brüllt, schreit dieser mörderisch! Wie soll man da die Temperatur prüfen, wie den Puls fühlen, wie den Leib betasten! Stundenlang dasitzen und abwarten, bis der Tumult sich gelegt hat und der Ermüdung gewichen ist, kann man auch nicht. Da nahm ich rasch das Notizbuch aus der Tasche, ein Blatt wird herausgerissen, ein kleiner Bube mit dem Bleistift schnell hingezeichnet und nun erzählt, wie sich der Schlingel nicht die Haare, nicht die Nägel schneiden lässt; die Haare wachsen, die Nägel werden länger, aber immer lässt er sich dieselben nicht schneiden, und immer länger zeichne ich Haare und Nägel, bis zuletzt von der ganzen Figur nichts mehr zu sehen ist als Haarsträhne und Nägelklauen. Das frappiert den kleinen Desperaten derart, dass er schweigt, hinschaut, und mittlerweile weiß ich, wie es mit dem Pulse steht wie seine Temperatur sich verhält, ob der Leib oder die Atmung schmerzhaft und der Zweck ist erreicht." (Hoffmann 1926)

Der Sprachwissenschaftler Walter Sauer (2015a), ein anerkannter „Struwwelpeter"-Experte, resümiert: „Insgesamt stellt das Buch damit eine Sammlung von ‚Warngeschichten' dar, einer im 19. Jahrhundert sehr beliebten Gattung der Kinderliteratur mit eindeutig pädagogischer Intention. Diese erzieherische Absicht liegt zweifellos auch Hoffmanns Geschichten zugrunde, wozu sich der Autor auch wiederholt bekannt hat. Genauso außer Zweifel steht, dass Hoffmann – im Gegensatz zu seinen Vorgängern in der Gattung und den meisten seiner Nachahmer – in den Versen und Zeichnungen seines Struwwelpeters die Didaxe ganz bewusst im Hintergrund lässt und sie durch märchenhafte, durchaus komische und phantastische, zum Teil sogar surreale Elemente konterkariert. Durch diese karikaturistische Verfremdung wird das Geschehen geradezu aus der Welt des Realen herausgenommen. Der überzeichnenden Drastik mancher Geschichten wird durch diese ‚Verpackung' wesentlich die Spitze genommen."

Der „Zappel-Philipp" ist nur eines von mehreren unartigen Kindern, denen Heinrich Hoffmann in seinem „Struwwelpeter" zu unsterblichem Ruhm verholfen hat. In dem Büchlein geht es noch um weitere Kinder, die ihre Aufmerksamkeit nicht so, wie es von ihnen erwartet wird, disponieren. Diese unaufmerksamen Problemkinder finden sich erst in der zweiten gedruckten Auflage des „Struwwelpeter", die als „verbesserte und stark vermehrte Auflage" im Jahre 1846 erschien.

So ist in der Geschichte vom „Hanns Guck-in-die-Luft" ein Junge auf dem Weg zur Schule. Da er mit seinen Gedanken ganz woanders ist, passt er nicht auf, wo er hintritt. Erst kollidiert er mit einem Hund und fällt schlussendlich zur Freude der Fische samt seiner Schulmappe ins Wasser.

Die Geschichte von Fliegenden Robert handelt von einem Jungen, der nicht, wie andere Mädchen und Jungen, bei Regen und Sturm „hübsch" zuhause bleibt, sondern der es vorzieht, mit Regenschirm „bewaffnet" im Feld sorglos „umherzupatschen". Der Oppositionsgeist kommt Robert teuer zu stehen. Er wird vom Wind weggetragen und verschwindet so buchstäblich von der Bildfläche.

Auch das Paulinchen wird für ihren Leichtsinn bestraft. Das Mädchen ist allein zuhause. Es entdeckt ein Feuerzeug. Fasziniert von diesem „Spielzeug", zündet Paulinchen es an, die elterlichen Verbote wie auch die Warnungen ihrer beiden Katzen, Minz und Maunz, miss-achtend. Die Kleider fangen Feuer, und das Mädchen verbrennt mit Haut und Haar.

So sollen beide Geschichten, die „vom Fliegenden Robert" wie auch die „Gar traurige Geschichte mit dem Feuerzeug" drastisch veranschaulichen, dass es durchaus von Nutzen ist, wenn Kinder aufpassen und vor allem den elterlichen Anweisungen gebührend Aufmerksamkeit schenken.

Interessant sind auch die Unterschiede der bildnerischen Darstellung des „Zappel-Philipps" zwischen der Urfassung von 1845 und der bis heute gültigen Druckfassung von 1859, auf die Seidler (2004) hinweist. Demnach provoziert der Junge der Urfassung seinen Vater, während es dem Jungen der späteren Druckfassung gewissermaßen „einfach so" passiert, dass er vom Stuhl fällt. Über die Gründe für diese Wendung von einem aktiven Handeln hin zu einem bloßen Verhalten lässt sich nur spekulieren. Vielleicht hat es damit zu tun, dass Heinrich Hoffmann im Jahre 1859 bereits über ausgiebige (nerven-)ärztliche Berufserfahrungen verfügte. Im Nachhinein lässt sich Hoffmann den sogenannten „Psychiatrischen Somatikern" zurechnen. Diese Fraktion der Nervenärzte sah die Ursache für psychische Störungen oder Krankheiten in gleicher Weise wie heute die Vertreter:innen einer Biologischen Psychiatrie in Unregelmäßigkeiten des Körperorgans Gehirn. Dagegen führten die sogenannten „Psychiker" diese Krankheiten ursächlich auf Störungen der Seele bzw. des Geistes zurück. Diese die Psychiatriegeschichte des 19. Jahrhunderts beherrschende Kontroverse ist auch heute noch keineswegs ausgestanden. Als somatologisch ausgerichteter Nervenarzt jedenfalls dürfte Hoffmann in erster Linie in seinem Klientel kranke Menschen, eben Patienten[4], gese-

4 Patient, von patiens (lat. = Partizip Präsens Aktiv des Verbs pati = leiden, erdulden)

hen haben, d. h. Menschen, die für ihr Leiden nichts können, sondern dieses im Modus des Erlebens nur passiv zu erdulden haben.

Auch wenn grundsätzlich schon eine gewisse Neigung bestehen dürfte, bei Problemen und Konflikten von und mit Kindern diesen eher ein Erleben denn ein Handeln zuzugestehen, so kann doch kein Zweifel bestehen, dass die jungen „Helden" des „Struwwelpeter" handeln und dies durchaus willentlich und mit Absicht tun. Sonst stünde ihnen schließlich das von Heinrich Hoffmann verliehene Attribut „unartig" nicht zu. Insofern erscheint es gänzlich unangebracht, diesen unartigen Kindern den Status von Patienten zuzuweisen.

Neben diesen unaufmerksamen und zappeligen Kindern finden sich in dem „Struwwelpeter"-Buch aber noch weitere „unartige" Kinder, etwa der „Böse Friederich", die „Schwarzen Buben" oder der „Wilde Jäger", deren erwartungswidriges Verhalten sich nur als absichtsvolles und daher unmoralisches Handeln bewerten lässt. Ein solches Handlungsmuster dürfte heute als dissozial, gar als psychopathisch, jedenfalls als psychopathologisch auffällig gelten. Eine Sonderstellung bei den Helden der „Struwwelpeter"-Geschichten nimmt der Suppen-Kaspar ein. Die Geschichte handelt von einem Jungen, der sich weigert, seine Suppe zu essen, und daher innerhalb weniger Tage verhungert. Auch diese Geschichte mag man als (kinder-)psychiatrische Fallvignette lesen, in der die männliche Form der Magersucht bzw. das „Suppenkaspar-Syndrom" dargestellt wird.[5]

Von kinderpsychiatrischer Seite werden diese Geschichten bisweilen als frühe Krankengeschichten gelesen, weil es in ihnen zumindest aus heutiger Sicht um klinisch relevante Verhaltensauffälligkeiten geht. So lässt sich etwa beim „Zappel-Philipp" nachträglich die Diagnose Aufmerksamkeitsdefizit-Hyperaktivitätsstörung (ADHS) und beim verträumten „Hanns Guck-in-die-Luft" die Diagnose Aufmerksamkeitsstörung ohne Hyperaktivität stellen.

Unaufmerksamkeit wie auch motorische Unruhe bei Kindern sind jedenfalls schon seit Langem vertraute Phänomene. So heißt es etwa auf der Homepage des Selbsthilfevereins ADHS Deutschland[6]:

---

5 In der gegenwärtigen kinderpsychiatrischen Literatur zur Magersucht wird dem oppositionellen, widersetzlichen Aspekt wenig Beachtung geschenkt im Vergleich vor allem zur depressiven Psychodynamik dieses Störungsbildes. Hoffmanns Zeichnung macht aber schon deutlich, dass es ohne Vorhandensein eines gedeckten Tisches keinen Sinn macht, das Essen zu verweigern. „Nein, die Suppe ess ich nicht .....", heißt es schließlich.

6 http://www.adhs-deutschland.de/Home/ADHS/Schule/Schulpraxis-Das-Aufmerksamkeits-Defizit-Syndrom-ADS.aspx

„ADS ist keine ‚neue Erfindung'
Was vor über 150 Jahren der Nervenarzt Dr. Heinrich Hoffmann in seinem ‚Struwwelpeter mit erhobenem Zeigefinger beschrieb, das sind auch heute noch die verschiedenen Ausprägungen, die das Aufmerksamkeits-Defizit-Syndrom in Verbindung mit seinen vielen Begleiterscheinungen haben kann: Der Struwwelpeter mit der gestörten Wahrnehmung seiner selbst; der böse Friederich, der aufgrund der niedrigen Frustrationstoleranz und leichter Erregbarkeit zum Schläger wird; das Paulinchen, dessen Impulsivität alle Ermahnungen vergessen lässt; die schwarzen Buben, die sich über einen Außenseiter erheben und lustig machen; der Daumenlutscher mit frühzeitigem Zwang zum Suchtverhalten; der von Essstörungen geplagte Suppenkaspar; der Zappelphilipp als Inbegriff des hyperaktiven Kindes; der Hanns Guck-in-die-Luft, der unaufmerksam und verträumt durchs Leben geht, und selbst der fliegende Robert passen genau in das Bild des hyperaktiven Jungen, dem kein Wetter zu schlecht und zu kalt ist, um nicht nach draußen zu drängen."

Heinrich Hoffmann wird gern als Erstbeschreiber des ADHS, eben des Zappelphilipp-Syndroms, gehandelt, da er die für diese Störung typischen Symptome treffend beschrieben habe (Thome / Jacobs 2004). Darüber hinaus wird ihm gar die Ehre eines Kinderpsychiaters „avant la lettre" zuteil, dem mit seinem „Struwwelpeter" geradezu ein frühes Lehrbuch der Kinderpsychiatrie gelungen sei. Jedenfalls verleiht die Deutsche Gesellschaft für Kinder- und Jugendpsychiatrie alle zwei Jahre im Rahmen ihrer wissenschaftlichen Kongresse eine Heinrich-Hoffmann-Medaille für, wie es in der Inschrift heißt, „Verdienste um das hilfsbedürftige Kind" (vgl. Fegert 2017). Für den Kinderpsychiater Fritz Poustka (1999) hat Heinrich Hoffmann mit dem Struwwelpeter sogar eine „kinderpsychiatrische Phänomenologie" geliefert, denn die „Typologien sind so klar und so deutlich dargestellt, daß sie auf realistische Beobachtungen professioneller Art hinweisen [...]."

Die Tatsache, dass der Autor dieser so anschaulich geschilderten „Struwwelpeter"-Geschichten später den Beruf des Irrenarztes ausübte, verleitet offenbar zur Schlussfolgerung, dass er beruflich vor allem mit psychisch gestörten, verhaltensauffälligen Kindern zu tun gehabt habe. Dem war allerdings keineswegs so.

2.2 Der Autor

Zur Beschreibung der Lebensgeschichte Heinrich Hoffmanns ist man in erster Linie auf seine Lebenserinnerungen angewiesen. Diese hat er erst in den Jahren 1889 bis 1892 aufgeschrieben, mithin im Alter von über 80 Jahren. Publiziert wurden sie erstmals posthum im Jahre 1926. Daher gibt Walter Sauer (o. J.) zu bedenken, dass „die Entstehungsgeschichte des Struwwelpeter, so wie sie von Hoffmann erzählt und von seinem Verlag überliefert wurde, manche Ungenauigkeiten und phantasievollen Ausschmückungen enthält“ und dass der „Vater des Struwwelpeter in mehr als nur einem Sinne ein guter Märchenerzähler war“.

Heinrich Hoffmann dürfte es in seinen ersten Lebensjahrzehnten nicht gerade leicht gehabt haben. Er kam nach schwerer Geburt zu früh auf die Welt. Es heißt, er sei ein sehr schwächliches Kind gewesen. Seine Mutter starb einen Monat vor seinem ersten Geburtstag. Anderthalb Jahre später übernahm dann die jüngste Schwester der Mutter die Mutterrolle. Im Jahr darauf heiratete Heinrichs Vater die Schwägerin. Aus dieser Beziehung gingen vier Kinder hervor, von denen lediglich zwei das Erwachsenenalter erreichten.

Die Familie Hoffmann lebte in Frankfurt am Main, einer Stadt, in der es im Zuge der Industrialisierung zu einem rapiden Bevölkerungswachstum kam. Lebten im Jahre 1800 etwa 35.000 Einwohner in Frankfurt, betrug die Einwohnerzahl im Jahre1875 bereits 100.000. 1895 hatte die Stadt 230.000 Einwohner. Seiner Heimatstadt fühlte sich Heinrich Hoffmann zeitlebens verbunden[7]. Die Familie war finanziell nicht gut gestellt. Heinrichs Vater stammte aus einer Handwerkerfamilie und arbeitete sich hoch zum Inspektor am Wasser-, Wege- und Brückenbau und zum Architekten. Dennoch bestanden immer Geldnöte, insbesondere nach dem Tod des Vaters, da Heinrich nun die gesamte Familie zu versorgen hatte.

Heinrich Hoffmann muss sehr gesellig und kontaktfreudig gewesen sein. In heutiger Terminologie: Er war sehr gut vernetzt. Für sein Medizinstudium erhielt er von einem wohlmeinenden und wohlhabenden Gönner ein Stipendium. Zeit seines Lebens war er politisch stark engagiert. So gründete er 1848 den berühmten Frankfurter Bürgerverein. Nach dem Medizinstudium und einer längeren Bildungsreise ließ er sich in Frankfurt als Arzt nieder. Mit sechs Kollegen gründete er im Jahre 1834 die sogenannte „Armenklinik“. Heinrich Hoffmann war mithin Arzt und nicht, wie es bisweilen heißt, Psychologe oder Pädagoge. Auch war er keineswegs Psychiater oder gar Kinderpsychiater. Diese medizinischen Subdisziplinen gab es in der ersten Hälfte des 19. Jahrhundert noch nicht, zumal auch die Vorstellung eines psychisch kranken Kindes noch nicht vorhanden war.

Hoffmanns finanzielle Schwierigkeiten fanden erst ein Ende, als die Honoratioren der Stadt Frankfurt ihm die Leitung der Frankfurter Anstalt für Irre und Epiletische antrugen (vgl. Bauer 2009, S. 113). Da er sich bis dahin noch nie mit der Versorgung psychisch Kranker beschäftigt hatte, ging er auf Reisen, um mehrere

---

7 In Frankfurt befindet sich denn auch das Struwwelpeter-Museum (https://www.struwwelpeter-museum.de). Dessen Leiterin, Frau Beate Zekorn-von Bebenburg, sei herzlich gedankt für die Bereitstellung druckfähiger Vorlagen der Bilder aus dem „Struwwelpeter“.

Irrenanstalten aufzusuchen und sich dort mit den Aufgaben eines Irrenarztes vertraut zu machen. Die Frankfurter Anstalt, die erst einmal von Grund auf baulich wie auch organisatorisch zu reformieren war, leitete er von 1851 bis 1888. Gerade auf diese Leistung war Heinrich Hoffmann besonders stolz. Sie war ihm sogar wichtiger als der Erfolg als Kinderbuchautor. Überhaupt hatte er gegenüber diesem literarischen Erfolg eine durchaus ambivalente Einstellung. So äußerte er sich in den Anmerkungen zu seinem 50. Doktorjubiläum im Jahre 1863 geradezu gekränkt darüber, „(...) daß der unvernichtbare Struwwelpeter dabei eine bedeutsamere Rolle spielte als alle meine beruflichen und anderweitigen Leistungen" (Hoffmann 1926/1985, S. 260).

Auch im Jubiläumsblatt zur 100. Auflage des „Struwwelpeter" im Jahre 1876 verlieh er seiner Enttäuschung ob seiner Apostrophierung als „Struwwelpeter-Hoffmann" Ausdruck. Dort heißt es:

> Hoffmann spricht:
> „Heut' komm' ich zum hundertsten Male
> Herein in die lustige Welt;
> Da find' ich im festlichen Saale
> Viel Kinder und Freunde gesellt.
> Gar würdige Männer und Damen
> Sind die, die ich damals erfreut;
> Ich aber behielt meinen Namen,
> Bin jung noch der Alte auch heut'.
> Zwar ließ ich mich köstlich frisieren
> Sie zausten mir böslich das Haar;
> Das soll mir nicht wieder passieren,
> Ich bleibe der Bursch', der ich war."

Schon seit langem wurde gemutmaßt, dass die „Struwwelpeter"-Geschichten etwas mit der Lebensgeschichte ihres Autors zu tun hätten. So fällt etwa bei der Lektüre der „Lebenserinnerungen" auf, dass Heinrich Hoffmann hier das hohe Lied seiner Stiefmutter singt, während er seine leibliche Mutter doch nur kurz und recht distanziert erwähnt (Hoffmann 1926/1985, S. 23):

> „Nachdem mein Vater nach dem Tod meiner Mutter etwa drei Jahre als Witwer gelebt hatte, gab er mir in meiner Mutter/Schwester, Antoinette Lausberg, eine Stiefmutter. Ich segne in dankbarem Herzen das Andenken dieser trefflichen Frau , bei der ich nie dem Gedanken Raum geben konnte, daß sie nicht meine rechte Mutter sei, die mich so treu liebte, hegte und pflegte, daß ich wohl sagen kann, es war ein Glück für mich, da meine wirkliche Mutter bei ihrem krankhaften heftigen Charakter nicht mehr Treue hätte beweisen können."

Heinrich Hoffmann selbst beschrieb seine Kindheit als glücklich. Er „bezeichnete sich selbst als verträumtes und verspieltes Kind mit einer frühen Neigung zum Erzählen und Dichten und Freude an der Sprache" (Kern 2009, S. 29). Die Tatsache allerdings, dass er einem im Allgemeinen doch ausgesprochen kritischen Lebensereignis wie dem Tod der Mutter keinerlei Bedeutung beigemessen hat, muss psychoanalytische Interpretationen geradezu nahelegen. In der Tat findet die Psychoanalytikerin Anita Eckstaedt (1998) in den einzelnen Geschichten des „Struwwelpeter" Hinweise darauf, dass die Kindheit des Autors doch nicht so glücklich gewesen sein dürfte. So lasse sich etwa im „Struwwelpeter" ein ungepflegtes und verwahrlostes, eben mutterloses, Kind erblicken. Überhaupt deuteten die Bildgeschichten auf unbewusste Fantasien, Wünsche und Ängste hin, die dieses Buch als Lektüre für kleine Kinder dann doch ungeeignet erscheinen ließen. Kinder besäßen schließlich noch nicht die kognitiven Mittel, um sich von den grotesken Übertreibungen ausreichend distanzieren zu können (Leuzinger-Bohleber 2009).

Überhaupt muss der junge Heinrich ein eher schwieriges Kind gewesen sein, wofür schon seine prekäre Schullaufbahn spricht (Cillessen/Huntebrinker 2009, S. 11). Vermutlich aus finanziellen Gründen musste der Junge anfangs die öffentliche Stadtschule besuchen, die überwiegend von Kindern aus ärmeren Familien besucht wurde.[8] Von diesen Kindern wurde Heinrich als bürgerliches Kind, das gerne las und zeichnete, schikaniert, in heutiger Begrifflichkeit also: gemobbt. Heinrich musste zudem eine Klasse zweimal wiederholen. Später kam er doch noch in den Genuss von Privatunterricht, wie es seinerzeit in wohlhabenden bürgerlichen Familien üblich war. Erst auf dem Gymnasium entspannte sich dann die schulische Situation.

Im Rückblick lässt sich vermuten, dass der Junge seine Umgebung in der Tat mit ähnlichen Unartigkeiten wie denen seiner „Struwwelpeter"-Helden behelligt haben dürfte. Klaus-Henning Krause und Johanna Krause (1998) stellen denn auch die Frage: „Der Autor des ‚Zappel-Philipp – selbst ein Betroffener?". Die Verhaltensauffälligkeiten des jungen Heinrich jedenfalls wie fehlende Ausdauer, Impulsivität, Unordentlichkeit, lebhaftes Temperament, geringe Anstrengungsbereitschaft, ungebührliches Betragen oder Geschwätzigkeit, dürften heutzutage die medizinische Diagnose ADHS durchaus nahelegen.

---

8 Bis zum Ende des 19. Jahrhunderts galt der Schulbesuch eines Kindes als Zeichen dafür, dass mit der Familie etwas nicht stimmte. „Gute", standesbewusste Eltern schickten ihre Kinder nicht zur Schule, um sie so vor schlechtem Umgang fernzuhalten. Vielmehr organisierten sie deren Erziehung in häuslicher Umgebung (Tyrell/Vanderstraeten 2007).

2.3 „Der Struwwelpeter“: Ein Bestseller

Über dieses Buch schreibt Walter Sauer (2015a): „Der Struwwelpeter des Frankfurter Arztes Heinrich Hoffmann (1809–1894) ist das am längsten kontinuierlich verlegte deutsche Kinderbuch. Was seine Wirkung und weltweite Rezeption angeht, gilt es als das einflussreichste Werk der Kinderliteratur des 19. Jahrhunderts. Kein anderes Kinderbuch dürfte zudem eine interessantere Entstehungs- und Editionsgeschichte aufweisen und häufiger nachgeahmt und parodiert worden sein.“ Die 100. Auflage erschien 1876. Als Heinrich Hoffmann starb, waren es an die 200 Auflagen. Bis heute gibt es über 500 Auflagen des Buches mit über 30 Millionen Exemplaren. Das Büchlein wurde in viele Sprachen übersetzt, darüber hinaus auch verfilmt (Der Struwwelpeter, BRD 1955) wie auch vertont.

Diese Erfolgsgeschichte sollte begründungspflichtig sein, zumal der Autor selbst vom Erfolg seines „Struwwelpeters“ überrascht wurde. So musste er zum Druck dieses Büchleins erst überredet werden. Auf das Drängen seiner Familie reagierte er erst einmal abwehrend: „Ich aber lachte und frug, ob man denn von mir erwarten könne, daß ich ein Kinderbilderbuchfabrikant werde.“ (Hoffmann 1926/1985, S. 141)

Aber auch die Literaturwissenschaft tut sich mit diesem Werk nicht leicht.[9] Der Germanist Peter von Matt spricht gar vom „Rätsel seiner unwiderstehlichen Wirkung“. In seinem Nachwort zur Reclam-Ausgabe des „Struwwelpeter“ stellt er fest: „Er ist unsterblich. Das weiß jeder. Und keiner weiß warum.“ (von Matt 2009, S. 59)

Beigetragen zu diesem einzigartigen Erfolg hat sicherlich die bis dahin ungewöhnliche Konzeption des Büchleins, nämlich die Kombination von Bildergeschichte und Kinderbuch, die als Vorläufer des Comics gelten darf, sowie die neuartige Bildsprache, die sich deutlich abhebt von den doch eher lieblichen Darstellungen in den Kinderbüchern der Biedermeierzeit.

Hierzu führen die Kinder- und Jugendliteraturforscher Bernd Dolle-Weinkauff und Hans-Heino Ewers (2009, S. 225) aus: „Den Struwwelpeter-Geschichten Heinrich Hoffmanns ist bis heute ein Erfolg beschieden, den kein anders Bilderbuch aus dem deutschsprachigen Raum aufweisen kann. Ein Grund dafür ist gewiss, dass dem Autor eine Pionierleistung gelang und er sich mit seinem innovativen Konzept eines Bilderbuchs für kleine Kinder an die Spitze einer Gattungsentwicklung stellen konnte, die dem Bilderbuch neue Wege gewiesen

9 Zur Bibliografie der Sekundärliteratur: Walter Sauer (2015b)

hat. Hoffmanns Werk wurde in kürzester Zeit zu einem Bestseller (...) Sein Werk erhielt Modellcharakter, der sich auf sichtlich spektakuläre Weise in sogenannten „Struwwelpetriaden" und zahllosen, mehr oder minder geglückten Versuchen einer Imitation und Fortschreibung des Erfolgsrezepts niedergeschlagen hat. Ansatzpunkt auch für diese nicht selten parodistisch-satirisch angelegten Nachfolger waren – neben der geradezu mythische Dimensionen erreichenden Bildkraft der Hoffmann´schen Gestalten – die außerordentliche Vieldeutigkeit und Vielschichtigkeit des Werks. Bildgeschichte und Karikatur waren die geeigneten Darbietungsformen, um die Modernisierung des Bilderbuch auf breiter Front voranzutreiben und dem Werk zu einer immensen Wirkung zu verhelfen."

Bemerkenswert ist auch die Tatsache, dass sich das „Struwwelpeter"-Buch sowohl bei Kindern als auch bei den Erwachsenen, die schließlich dieses Vorlesebuch erst einmal zu besorgen haben, um es ihren Kindern vorlesen zu können, gleichermaßen großer Beliebtheit erfreut.[10]

Dabei soll aber auch nicht verschwiegen werden, dass der „Struwwelpeter" doch eher von Eltern als den sogenannten „natürlichen Erziehern" geschätzt wird als von professionellen Pädagog:innen. Möglicherweise ist es sogar gerade deren Ablehnung, die das Buch so interessant macht. Einer der Gründe dafür, dass dieses Büchlein auch bei Erwachsenen so gut ankommt, könnte auch sein, dass der „Struwwelpeter" wie auch die anderen „unartigen" Kinder zwar ihre verdiente Strafe erhalten, dass diese aber nicht von ihren Erzieher:innen selbst verabreicht wird. Insofern können die erwachsenen Leser:innen darauf vertrauen, dass ihre Kinder selber erkennen werden, was richtig und was falsch ist. Die geradezu makabren Folgen ihres unartigen Tuns sollen offenbar ausreichen, Kinder vom Nutzen von Gehorsam zu überzeugen. Die Erzieher:innen jedenfalls können sich entbunden fühlen von der doch eher unangenehmen und lästigen Verpflichtung, unartiges kindliches Handeln regelhaft mit Sanktionen belegen zu müssen. Vielmehr dürfen sie darauf vertrauen, dass auch ihre Kinder den Unbill, der ihnen widerfährt, künftig sich selbst zuschreiben werden, nämlich als verdiente Strafe für ihre Verfehlung, die Aufmerksamkeit nicht auf das zu richten, was ihre Erzieher:innen für beachtenswert halten.

Eine so konzipierte Erziehung kann die Kinder ganz sicher nicht vor schmerzhaften Erfahrungen bewahren. Diese haben sich die Kinder aber in wohlverstandenem Eigeninteresse irgendwie sich selbst beizubringen. Sollte es denn schon stimmen, dass Kinder, die nicht hören, fühlen müssen, so macht es doch einen großen Unterschied aus, wem sie solche schmerzhaften Erfahrungen zu verdan-

10 Es ließe sich von einem „Haribo-Effekt" sprechen. „Haribo macht Kinder froh und Erwachsene ebenso." ist ein bekannter Werbeslogan, ein „Ohrwurm" der Haribo-Holding GmbH & Co. KG.

ken haben.[11] Im „Struwwelpeter“ erziehen sich jedenfalls die Kinder in gewisser Weise selbst. So können sich die erwachsenen Erzieher:innen zumindest bei der Lektüre dieser Geschichten schon beruhigt zurücklehnen. Sie handeln schließlich nicht fahrlässig, wenn sie auf Strafen verzichten, dürfen sie nun doch davon ausgehen, dass ihren Kindern das wertvolle Wissen um moralische Normen nicht eigens eingebläut werden muss, sondern dass dieses Wissen ihnen ganz ohne elterliches Zutun zuteilwird. Insofern ließe sich statt von Erziehung genauer von Selbstsozialisation (s. Kap. 5.3) sprechen.

Definiert man mit Niklas Luhmann und Karl Eberhard Schorr (1988) Pädagogik als „Reflexionsdisziplin des Erziehungssystems“, dann lässt sich der „Struwwelpeter“ auch weniger als ein anti-pädagogisches denn als ein a-pädagogisches Traktat verstehen, propagiert es doch eine Pädagogik ohne Pädagog:innen und eine Erziehung eher durch den „gesunden Menschenverstand“ als durch professionellen Sachverstand. So sind denn auch die Unterschiede zu den seinerzeit beliebten Warngeschichten, in denen es auch immer um kindlichen Ungehorsam und dessen schlimmen Folgen geht, nicht zu übersehen. Auch wenn es mit den jungen Helden des „Struwwelpeter“ durchweg ein schlimmes Ende nimmt, so handelt es sich bei diesen Geschichten doch um Karikaturen dieser handelsüblichen Elaborate, werden doch die Geschehnisse – und vor allem deren jeweiliger Ausgang – ins Groteske übertrieben dargestellt.

Überhaupt dürfte Heinrich Hoffmann, wie er in seinen Lebenserinnerungen berichtet, von den handelsüblichen pädagogischen Abhandlungen doch eher „genervt“ gewesen sein. Es lässt sich vermuten, dass zu dieser Haltung seine schon eher unglücklichen Erfahrungen mit Schule beigetragen haben und dass er sich daher „für ein alternatives Konzept der Moralvermittlung, eines Lernens aus den Folgen“ (Schluß 2008) entschieden hat. So führt er in seinen „Lebenserinnerungen“ aus: „Das Kind lernt einfach nur durch das Auge, und nur das, was es sieht, begreift es. Mit moralischen Vorschriften zumal weiß es es gar nichts anzufangen. Die Mahnung: Sei reinlich! Sei vorsichtig mit dem Feuerzeug und laß es liegen! Sei folgsam! – das alles sind leere Worte für das Kind. Aber das Abbild des Schmutzfinken, des brennenden Kleides, des verunglückenden Unvorsichtigen, das Anschauen allein erklärt sich selbst und belehrt. Nicht umsonst sagt das Sprichwort: „Gebrannter Finger scheut das Feuer“ (Hoffmann 1926/1985, S. 139).

11 Traditionell waren dies die Erwachsenen. So hieß es einst: Ὁ μὴ δαρεὶς ἄνθρωπος οὐ παιδεύεται. „Der Mensch, der nicht geschunden wird, wird auch nicht erzogen.“ Dieses Zitat aus den Werken des Komödiendichters Menander (um 342–291 v. Chr.) hatte es offenbar auch Goethe sehr angetan. Er stellte es nämlich seiner Autobiografie „Aus meinem Leben. Dichtung und Wahrheit“ als Motto voran.

Obwohl die Institution Schule gerade im 19. Jahrhundert einen deutlichen Bedeutungszuwachs erfuhr, spielt sie im „Struwwelpeter" keine Rolle, dies etwa im Gegensatz zu dem anderen prominenten Beispiel pädagogischer Warngeschichten, der Geschichte von „Max und Moritz", der „Bubengeschichte in sieben Streichen" von Wilhelm Busch, erstmals erschienen im Jahre 1865.[12]

Es lässt sich nachvollziehen, dass dieser Verzicht auf eine absichtsvolle Pädagogik bei professionellen Pädagog:innen nicht unbedingt gut ankommt. Von diesen wurde der „Struwwelpeter" denn auch das eine Mal wegen der dort aufgeführten drastischen Strafen für das kindliche Fehlverhalten als abschreckendes Beispiel für eine Schwarze Pädagogik, das andere Mal aber auch als antiautoritäres Machwerk kritisiert, jedenfalls als pädagogisch inkorrekt verurteilt. Vielleicht ist es gerade diese Ablehnung seitens der professionellen Pädagog:innen, welche dieses Buch für einen „normalen" Personenkreis gerade interessant werden lässt.

Diese uneinheitliche Rezeption verweist auf einen Grund für die Beliebtheit des Struwwelpeters, nämlich seine Uneindeutigkeit bzw. Vieldeutigkeit[13]. Wie schon die Person Heinrich Hoffmann, so ist auch sein Werk schwer einzuordnen. Hierzu mag beigetragen haben, dass es dem gutbürgerlichen Autor des „Struwwelpeters" offensichtlich schon daran gelegen war, eine erzieherisch wirksames Traktat für seinen kleinen Sohn anzufertigen. Dessen „drollige Geschichten" sollten aber auch Spaß bereiten. Dies konnte sich der Autor nur bei einem Verzicht auf explizite pädagogische Belehrung vorstellen. So konnte er auch die jeder erzieherischen Kommunikation eigene Asymmetrie ausklammern in dem Vertrauen darauf, dass es mit der kindlichen Unartigkeit letztlich auch ohne pädagogisches Eingreifen kein gutes Ende nimmt.

Erwachsene Leser und Leserinnen, sofern sie selbst Eltern sind, können mit dem Vorlesen bei ihren Kindern durchaus Angst schüren, wenn sie diesen die schlimmen Folgen unartigen Tuns vor Augen führen. Sie können aber auch ihre Kinder beruhigen mit dem Verweis auf die Komik und die Übertreibungen der Geschichten und ihnen versichern, dass es mit ihnen so schlimm nicht kommen werde. Eltern brauchen sich jedenfalls nicht mit dem für sie zumeist doch eher unbeliebten Geschäft des Strafens auseinanderzusetzen, geschweige dieses selbst zu exekutieren, wenn sie darauf vertrauen können, dass das erwartungswidrige Handeln

---

12 Zu den Unterschieden zwischen „Max und Moritz" und dem „Struwwelpeter" führt Pommeranz (2009, S. 65) aus: „Aber anders als beim ‚Struwwelpeter' steht bei ‚Max und Moritz' das ‚Streiche spielen' und nicht die Erziehung des Kindes im Vordergrund."

13 Auch für den „Struwwelpeter" gilt die Einsicht des antiken Schriftstellers Terentianus Maurus: Pro captu lectoris habent sua fata libelli (dt.: Je nach Verständnis des Lesers haben Bücher ihr eigenes Schicksal.)

ihrer Sprösslinge letztlich quasi-automatisch, jedenfalls ohne ihr konfliktträchtiges, erzieherisches Zutun bestraft wird. Auch dürfen sie hoffen, dass ihr unartig gewesenes Kind hernach seine Strafe nicht ihnen, sondern diese sich selbst kausal zuschreiben wird. Die jungen Leser:innen bzw. Zuhörer:innen wiederum können sich angesichts der in den Geschichten doch unrealistisch dargestellten Folgen beruhigen, dass solches ihnen doch sicher niemals widerfahren werde. Insofern erscheint das brisante intergenerationale Konfliktthema von Strafen und Erziehen hier doch weitgehend aufgelöst.

Die Frage muss sich dennoch stellen, wie es sich erklären lässt, dass ein vermeintliches Paradestück schwarzer Pädagogik zu einem der erfolgreichsten Kinderbücher wurde. Ein Grund hierfür lässt sich in der Möglichkeit vermuten, welche die geradezu absurden Übertreibungen dieser erzieherischen Kommunikation erlauben, nämlich sich wahlweise entweder mit den Protagonisten der Geschichten zu identifizieren oder sich von diesen zu distanzieren. So besteht die Wahlmöglichkeit, entweder „Lustige Geschichten und drollige Bilder“, wie der Untertitel des Struwwelpeter-Buches ankündigt, einfach so zu genießen oder aber sich von den fatalen Konsequenzen der kindlichen Unartigkeiten schockieren zu lassen. Letztlich bleibt alles oder zumindest vieles offen und verwendbar. Die unterschiedliche persönliche Betroffenheit wird zudem dadurch befördert, dass die Helden des „Struwwelpeters“ jeweils mit persönlichen Eigennamen präsentiert werden.

Psychoanalytisch orientiert, ließe sich hier der auch der Pädagogik vertraute Mechanismus der projektiven Identifikation ausmachen. Hierbei vermögen die kindlichen wie auch die erwachsenen Zuschauer:innen und Zuhörer:innen den mit dem eigenen Selbstbild inkompatiblen Selbstanteil abzuspalten, ihn auf eine andere Person wie in diesem Fall auf den „Struwwelpeter“ oder den „Zappel-Philipp“ zu projizieren, um ihn dort gewissermaßen stellvertretend bearbeiten zu können in der Hoffnung, so den beschämenden, abgelehnten Selbstanteil loswerden oder zumindest wirkungsvoll kontrollieren zu können.

Der „Struwwelpeter“ lässt sich als Vorlesebuch in erzieherischer Absicht jedenfalls sehr variabel einsetzen. Insofern dürfte gerade die Offenheit, das Nicht-Festgelegte zum Erfolg des „Struwwelpeters“ beigetragen haben. Das Büchlein erweist sich für alle und jeden nützlich und anschlussfähig.

2.4 Unartig oder krank?

Eine weitere Besonderheit in der Rezeptionsgeschichte des „Struwwelpeters“ besteht darin, dass einige der jungen Protagonisten des Büchleins in heutiger Zeit nicht mehr als unartige, freche Kinder, sondern stattdessen als in ihren Hirnfunktionen gestörte und damit kranke Kinder angesehen werden. Das gilt insbesondere für den „Zappel-Philipp“, aber auch für den „Hanns Guck-in-die-Luft“, die beide insofern unartig sind, als sie den erzieherischen Verlautbarungen ihrer Eltern nicht die ihnen gebührende Aufmerksamkeit schenken oder hierzu eben krankheitsbedingt nicht oder nur eingeschränkt in der Lage sind.

Dagegen gilt dies nicht für den „Bösen Friederich“, dessen vorsätzliches, böswilliges, jedenfalls eindeutig unmoralisches Handeln heute am ehesten die psychiatrische Diagnose „Psychopathie“ nahelegt, welche auf eine besonders verstörende Ausprägung gestörten Sozialverhaltens verweist. Eine solch Diagnose erhalten derzeit Kinder und Jugendliche, die bei ihrem devianten Tun immer wieder einen erschreckenden Empathiemangel, eine Gefühllosigkeit, ja Kaltblütigkeit zeigen. Dabei lassen sie sich von erzieherischen oder therapeutischen Angeboten wie auch von juristischen Maßnahmen kaum beeindrucken und machen so ihre professionellen Helfer:innen aus Psychiatrie und Jugendhilfe gleichermaßen rat- und hilflos.

Während der „Böse Friederich“ als möglicher Sympathieträger also eindeutig ausfällt, kann der Leser oder die Leserin dem „Zappel-Philipp“ oder auch dem „Hanns Guck-in-die-Luft“ nicht so recht böse sein. Auch dürfte sich Schadenfreude ob des für beide Kinder unerfreulichen Schicksals nicht so recht einstellen. Unterscheidet man in der Tradition von Max Weber (1972) zwischen Verhalten und Handeln, dann lässt sich deren „unartiges“ Verhalten doch eher als ein bloßes Verhalten denn als böses Handeln auffassen. Kinder wie der „Zappel-Philipp“ nerven zwar, machen es aber irgendwie doch nicht „extra“. Insofern sind sie nicht wirklich schlecht. Da sie für ihr Tun letztlich nichts können, kann man ihnen auch nicht richtig böse sein, zumal sie für ihr unangemessenen Verhaltens schon genügend Nachteile in Kauf zu nehmen haben. Eine solche Sichtweise erleichtert daher auch die externale Kausalattribution als krank. Der „Böse Friederich“ hingegen darf auf eine solche schuldentlastende Zuschreibung nicht hoffen. Er handelt und muss daher für sein böses, unmoralisches und absichtsvolles Handeln einstehen. Ihn ereilt die gerechte Strafe.

Vergleicht man die unaufmerksamen Kinder des „Struwwelpeters“ mit heutigen Kindern, die mit ihren Aufmerksamkeitsproblemen stören, fallen vor allem zwei Unterschiede auf. Zum einen wurden diese Kinder von Heinrich Hoffmann nicht als krank, sondern eben als unartig beschrieben. Zum anderen handelt es sich bei den heutigen aufmerksamkeitsgestörten Kindern um solche, deren Verhalten insbesondere in der Schule zu Problemen führt. Erst in den letzten Jahren sind es auch schon jüngere Kinder, welche die ihnen bereits in der Vorschule angesonnenen Bildungsbemühungen mit ihrer Unaufmerksamkeit erschweren.

Es stellt sich daher die Frage, wie und warum es dazu kam, dass die ehemals „nur“ unartigen Kinder nun als kranke (Vor-)Schulkinder gelten, bei denen pädagogische Maßnahmen, wenn überhaupt, dann lediglich in „Ergänzung und begleitend zur medikamentösen Ritalin-Behandlung“ (Neuenschwander/Benini 2016, IV) infrage kommen. Bevor dieser Frage nachgegangen wird, soll im folgenden Kapitel das gegenwärtige Krankheitskonzept der ADHS in aller Kürze referiert werden.

3 Das Erscheinungsbild der Aufmerksamkeitsdefizit-/ Hyperaktivitätsstörung

3.1 Die Diagnose ADHS

Die Diagnose Aufmerksamkeitsdefizit-/Hyperaktivitätsstörung (ADHS) steht in der Nachfolge der bis in die frühen 1990er-Jahre verwendeten Diagnose „Minimale Cerebrale Dysfunktion" (MCD). Diese Diagnose erfreute sich seinerzeit bei Kinderärzt:innen und Kinderpsychiater:innen wie auch bei Erzieher:innen und Lehrer:innen gleichermaßen großer Beliebtheit. Sie geriet in Misskredit, nachdem von kinderpsychiatrischer Seite überzeugend nachgewiesen werden konnte, dass es ein solches Syndrom, d. h. ein charakteristischer Symptomenkomplex, gar nicht gibt. Günter Esser und Martin H. Schmidt (1987) gaben ihrem einflussreichen Buch bezeichnenderweise denn auch den Titel „MCD: Leerformel oder Syndrom?" Interessant ist in diesem Zusammenhang, dass die Diagnose MCD selbst die zuvor gängige Diagnose „Minimale Hirnschädigung" (MBD, Minimal Brain Damage) abgelöst hatte. Letzterer war mithin das gleiche Schicksal beschieden wie der Diagnose MCD, war doch bei den betreffenden Kindern kaum jemals ein Hirnschaden nachzuweisen. Ähnlich erging es den beiden Diagnosen „Frühkindliche Hirnschädigung" (Lempp 1964) und der in der Schweiz gängigen Diagnose „Psychoorganisches Syndrom" (Bühler/Deplazes 2023).

Über den Nutzen der Diagnose MCD jedenfalls wurde seinerzeit ebenso heftig diskutiert wie derzeit über den der Diagnose ADHS. Auch bei der damaligen Kontroverse ging es vor allem um das Für und Wider einer Psychopharmakotherapie mit Stimulanzien. So trug das von dem Pädagogen Reinhard Voss (1990) herausgegebene Buch den aussagekräftigen Titel „Keine Pillen für den Störenfried?" In ähnlicher Weise wurde auch in den folgenden Jahren eine angeblich inhumane Biologisierung und Medikalisierung kindlicher Probleme angeprangert (vgl. Timimi 2005; Kristjansson 2009). In der Tat handelt es sich sowohl bei den sogenannten „MCD-Kindern" als auch bei den mit der modernen Diagnose ADHS versehenen Kindern um Kinder, welche die gleichen Sorgen bewirken. Bei all den Kontroversen ging und geht es letztlich auch um die Frage, in welchem Funktionssystem der Gesellschaft das störende Verhalten dieser Kinder zu thematisieren sei, als krank im Gesundheitssystem oder als ungezogen im Erziehungssystem oder dem System Sozialer Hilfe.

Die ADHS wird in beiden aktuellen psychiatrischen Klassifikationssystemen, der von der Weltgesundheitsorganisation WHO herausgegebenen *Internationalen Statistischen Klassifikation der Krankheiten und verwandter Gesundheitsprobleme* in seiner elften Revision (ICD-11) sowie der DSM-5, der 5. Auflage des *Diagnostic and Statistical Manual of Mental Disorders* (Diagnostischer und statistischer Leitfaden psychischer Störungen), weitgehend gleich definiert), nämlich durch die Symptome Unaufmerksamkeit, motorische Unruhe und Impulsivität (vgl. Döpfner/Banaschewski 2022). Diese Verhaltensauffälligkeiten dürften dabei erst einmal weniger die betreffenden Kinder selbst als vielmehr deren natürliche und möglicherweise mehr noch deren professionelle Erzieher:innen stören. Dennoch sind sie auch für die betroffenen Kinder mit bisweilen nicht unerheblichen Nachteilen verbunden, auch wenn die negativen Folgen bei Weiten nicht das dramatische Ausmaß annehmen, das den Protagonisten der „Struwwelpeter"-Geschichten widerfuhr.

Wie in der DSM-5, so wird die ADHS auch in der ICD-11, die seit Beginn des Jahres 2020 dabei ist, die ICD-10 abzulösen, den neuronalen Entwicklungsstörungen (engl. neurodevelopmental disorders) zugeordnet, zu denen u. a. auch die Störungen aus dem Autismusspektrum oder Zustände intellektueller Behinderung gezählt werden. Diese Zuordnung impliziert zum einen das Postulat einer neurobiologischen Verursachung. Zum anderen wird insofern der Entwicklungsaspekt betont, als auf die Abhängigkeit der für die ADHS typischen Verhaltensauffälligkeiten von der neuronalen Reifung verwiesen wird.

In der deutschen Entwurfsfassung der ICD-11 heißt es:[14]

> „6A05 Aufmerksamkeitsdefizit- und Hyperaktivitätsstörung [ADHS]
>
> Die Aufmerksamkeitsdefizit-Hyperaktivitätsstörung ist durch ein anhaltendes Muster (mindestens 6 Monate) von Unaufmerksamkeit und/oder Hyperaktivität-Impulsivität gekennzeichnet, das sich unmittelbar negativ auf die schulischen, beruflichen oder sozialen Leistungen auswirkt. Es gibt Anzeichen für signifikante Unaufmerksamkeits- und/oder Hyperaktivitäts-Impulsivitätssymptome vor dem 12. Lebensjahr, typischerweise in der frühen bis mittleren Kindheit, obwohl einige Personen erst später klinisch auffallen können. Das Ausmaß der Unaufmerksamkeit und Hyperaktivität-Impulsivität liegt außerhalb der normalen Schwankungsbreite, die für das Alter und die intellektuelle Leistungsfähigkeit erwartet wird. Unaufmerksamkeit bezieht sich auf erhebliche Schwierigkeiten, die Aufmerksamkeit für Aufgaben aufrechtzuerhalten, die keine hohe Stimulation oder häufige Belohnung

14 https://www.bfarm.de/DE/Kodiersysteme/Klassifikationen/ICD/ICD-11/uebersetzung/_node.html

bieten, sowie auf Ablenkbarkeit und Probleme bei der Organisation. Hyperaktivität bezieht sich auf übermäßige motorische Aktivität und Schwierigkeiten mit dem Stillhalten, die vor allem in strukturierten Situationen auftreten, die eine Selbstkontrolle des Verhaltens erfordern. Impulsivität ist die Tendenz, auf unmittelbare Reize hin zu handeln, ohne zu überlegen oder die Risiken und Folgen zu bedenken. Das relative Gleichgewicht und die spezifischen Ausprägungen von unaufmerksamen und hyperaktiv-impulsiven Merkmalen sind von Person zu Person unterschiedlich und können sich im Laufe der Entwicklung verändern. Damit eine Diagnose gestellt werden kann, müssen die Manifestationen der Unaufmerksamkeit und/oder der Hyperaktivität-Impulsivität in verschiedenen Situationen oder Umgebungen (z. B. zu Hause, in der Schule, am Arbeitsplatz, bei Freunden oder Verwandten) zu beobachten sein, wobei sie je nach Struktur und Anforderungen der Umgebung variieren können. Die Symptome lassen sich nicht besser durch eine andere psychische, verhaltensbezogene oder neurologische Entwicklungsstörung erklären und sind nicht auf die Wirkung einer Substanz oder eines Medikaments zurückzuführen."

In Übereinstimmung mit der DSM-5 werden auch in der ICD-11 drei Subtypen der Aufmerksamkeitsdefizit- / Hyperaktivitätsstörung unterschieden, (1) das vorwiegend unaufmerksames Erscheinungsbild, (2) das vorwiegend hyperaktiv-impulsives Erscheinungsbild sowie (3) das gemischte Erscheinungsbild.[15]

„6A05.0 Aufmerksamkeitsdefizit- und Hyperaktivitätsstörung [ADHS], vorwiegend unkonzentriert
Beschreibung
Alle definitorischen Voraussetzungen für eine Aufmerksamkeitsdefizit- und Hyperaktivitätsstörung sind erfüllt, und im klinischen Bild überwiegen unaufmerksame Symptome. Unaufmerksamkeit bezieht sich auf erhebliche Schwierigkeiten, die Aufmerksamkeit für Aufgaben aufrechtzuerhalten, die kein hohes Maß an Stimulation oder häufige Belohnungen bieten, sowie auf Ablenkbarkeit und Probleme bei der Organisation. Es können auch einige hyperaktiv-impulsive Symptome vorhanden sein, die jedoch im Vergleich zu den unaufmerksamen Symptomen klinisch nicht signifikant sind.

6A05.1 Aufmerksamkeitsdefizit- und Hyperaktivitätsstörung [ADHS], vorwiegend hyperaktiv-impulsiv
Beschreibung
Alle definitorischen Voraussetzungen für die Aufmerksamkeitsdefizit- und Hyperaktivitätsstörung sind erfüllt, und im klinischen Erscheinungsbild überwiegen hyperaktive und impulsive Symptome. Hyperaktivität bezieht sich auf übermäßige motorische Aktivität und Schwierigkeiten mit dem Stillhalten, die sich vor allem in struk-

15 https://www.adhspedia.de/wiki/Subtypen

turierten Situationen zeigen, die eine Selbstkontrolle des Verhaltens erfordern. Impulsivität ist die Tendenz, auf unmittelbare Reize hin zu handeln, ohne zu überlegen oder die Risiken und Folgen zu bedenken. Es können auch einige unaufmerksame Symptome vorhanden sein, die jedoch im Vergleich zu den hyperaktiv-impulsiven Symptomen klinisch nicht signifikant sind.

6A05.2 Aufmerksamkeitsdefizit- und Hyperaktivitätsstörung [ADHS], kombiniert
Beschreibung
Alle definitorischen Voraussetzungen für die Aufmerksamkeitsdefizit- und Hyperaktivitätsstörung sind erfüllt. Sowohl unaufmerksame als auch hyperaktiv-impulsive Symptome sind klinisch bedeutsam, wobei keines der beiden in der klinischen Präsentation überwiegt. Unaufmerksamkeit bezieht sich auf erhebliche Schwierigkeiten, die Aufmerksamkeit für Aufgaben aufrechtzuerhalten, die kein hohes Maß an Stimulation oder häufige Belohnungen bieten, Ablenkbarkeit und Probleme bei der Organisation. Hyperaktivität bezieht sich auf übermäßige motorische Aktivität und Schwierigkeiten mit dem Stillhalten, die vor allem in strukturierten Situationen auftreten, die eine Selbstkontrolle des Verhaltens erfordern. Impulsivität ist eine Tendenz, auf unmittelbare Reize hin zu handeln, ohne zu überlegen oder die Risiken und Folgen zu bedenken."

Wenn man denn dies wollte, ließen sich auch die von Heinrich Hoffmann in seinem „Struwwelpeter" dargestellten Kinder diesen drei Gruppen zuordnen. So dürfte heute der „Hanns Guck-in-die-Luft" mit der Diagnose Aufmerksamkeits-Defizit/Hyperaktivitäts-Störung vom vorwiegend unaufmerksamen Typ rechnen, der „Zappel-Philipp" mit der Diagnose ADHD vom vorwiegend hyperaktiv-impulsiven Typ und das „Paulinchen" am ehesten mit der Diagnose ADHD vom kombinierten Typ. Der Nutzen einer solchen Phänotypisierung wird allerdings auch in der wissenschaftlichen Literatur durchaus kritisch gesehen. Auch wenn diese Kinder in den unterschiedlichen sozialen Kontexten mit durchaus unterschiedlichen Verhaltensauffälligkeiten aufwarten, dürften doch die Gemeinsamkeiten zwischen diesen Subgruppen überwiegen. Zudem lässt sich im Entwicklungsverlauf eine eindeutige Zuordnung zu diesen Subgruppen kaum jemals aufrechterhalten (Willcutt et al. 2012).

3.2 ADHS: Eine „gute" Diagnose?

Durch diese Untergliederung in drei Subtypen soll der kategoriale Ansatz um einen dimensionalen Aspekt erweitert und so flexibler gestaltet werden. In der Medizin und damit auch in den beiden medizinischen Subdisziplinen Psychiatrie und Kinder- und Jugendpsychiatrie werden traditionell aus pragmatischen Gründen kategorial verfasste Diagnosen bevorzugt, auch wenn unter wissenschaftlichen Gesichtspunkten dimensional verfassten Diagnosen eine höhere wissenschaftlich begründete Validität zukommen dürfte. Dimensionale Ansätze verwenden das Kriterium eines Mehr oder Wenigers, um zu ihren Unterscheidungen zu gelangen. Bei der Beschreibung des jeweiligen Gesundheitsproblems gehen sie also von einem Kontinuum zwischen Normalität und Pathologie aus. Dagegen liegt einer kategorialen Klassifikation die Annahme zugrunde, dass sich die unterschiedlichen Störungsmuster am besten nach dem Kriterium vorhanden/nicht-vorhanden unterscheiden lassen. Hier allerdings stellt sich das Problem, ab welchem Ausprägungsgrad (engl.: „cut-off") eines Verhaltensmusters es berechtigt ist, von einem Symptom mit Krankheitswert zu sprechen.

Die Tatsache, dass in der Medizin kategorial verfasste Diagnosen bevorzugt werden, liegt auch darin begründet, dass Kategorien es erleichtern, Krankheiten zu reifizieren, d. h. sie als eine Sache zu begreifen. Sollte nämlich die ADHS so etwas „sein" wie eine körperliche Krankheit wie etwa Masern oder Mumps, die sich als umschriebene, abgrenzbare Krankheitseinheiten mit recht einheitlicher Symptomatik, Verursachung und Verlauf bestimmen lassen, dann bestünde die begründete Hoffnung, ein solches als Krankheit definiertes Problem auch wie ein Ding oder eine Sache wieder loswerden zu können. So dürften nicht nur die jungen Patient:innen und deren Eltern als die vom Diagnostizieren unmittelbar Betroffenen mit kategorial verfassten Diagnosen mehr anfangen können, sondern auch die Ärzt:innen wie auch die anderen im Gesundheits- bzw. Medizinsystem therapeutisch Tätigen. Letztere können schließlich nun auf ein geordnetes, übersichtliches und handhabbares Wissen darüber zurückgreifen, wie sich eine solche bekannte und in den Klassifizierungsschemata codierbare Krankheit zu kurieren ist. Von einer kategorial verfassten Diagnose ist insofern eine behandlungsanleitende Funktion eher zu erwarten als von einer dimensional verfassten Diagnose.

In Bezug auf die Aufmerksamkeitsdefizit- und Hyperaktivitätsstörung sehen beide Klassifikationssysteme, die DSM wie auch die ICD, die kategorial verfasste Diagnose ADHS für solche erziehungsschwierige Kinder vor, die sich bezüglich der drei Merkmale mangelnde Aufmerksamkeit, Impulsivität und Hyperaktivität am Ende einer jeweils dimensional verteilten Ausprägungsskala befinden. Insofern liegt ein Kompromiss zwischen einem dimensionalen und einem kategorialen Ansatz vor, der es ermöglicht, eine kategorial verfasste Diagnose zu verwenden, auch wenn diese durch eindeutig dimensional verteilte Merkmale definiert wird.

Auch spricht bereits die Heterogenität nicht nur im Erscheinungsbild der ADHS, sondern auch in Bezug auf die angenommenen Ursachen eher gegen eine kategoriale Klassifikation. So wird etwa intensiv diskutiert, ob das häufig zu beobachtende Verhaltensmerkmal „langsames oder träges kognitives Tempo" (engl.:

„sluggishness") als ein Symptom der ADHS aufzufassen sei oder nicht doch eher als ein von der ADHS abgrenzbares eigenständiges Störungsmuster (vgl. Becker et al. 2023). Auch dokumentieren sich die nosografischen bzw. nosologisierenden Tendenzen, welche sich in der Geschichte der Psychiatrie immer wieder auffinden lassen (Mundt 2005), jüngst in der Konstruktion einer neuen Diagnose, dem sogenannten „Cognitive Disengagement Syndrome". Diese neue Diagnose umfasst neben der namensgebenden kognitiven Langsamkeit auch die Schwierigkeit, Gedanken in Worte zu fassen oder einem Gespräch zu folgen, wie auch eine gewisse Schusseligkeit. Angesichts dieser Aufzählung kann es nicht überraschen, dass eine solche psychische Verfassung die Beeinträchtigung der Schulleistungen nach sich ziehen wird.

Überhaupt muss der Umstand, dass es für die ADHS keinen biologischen „Marker" gibt, der sich als objektiv messbarer Hinweis auf einen pathologischen Prozess verwenden ließe, sondern dass die Diagnose nur auf der Verhaltensebene gestellt werden kann, die Reliabilität, d. h. die Zuverlässigkeit der Diagnose ADHS und damit ihre diagnostische Güte begrenzen. Um eine solche Diagnose stellen zu können, hat man immer das Verhalten in unterschiedlichen Situationen zu beobachten und zu bewerten. Die Diagnose ADHS ist mithin ausgesprochen kontextabhängig (Timimi 2002). Als Beobachter des kindlichen Verhaltens kommen in erster Linie Eltern und Lehrkräfte infrage. Deren Einschätzungen differieren allerdings bekanntlich oft genug. Hierfür gibt es zum einen gewissermaßen objektive Gründe insofern, als das zur Rede stehende Verhalten des Kindes tatsächlich in hohem Maße situationsabhängig ist. Zum anderen hat man auch Unterschiede in der Sensibilität bzw. Toleranz bei den Beobachter:innen in Rechnung zu stellen. Die oben wiedergegebenen diagnostischen Kriterien sind daher stets als Ausdruck interpretativer Leistungen von Beobachter:innen zu verstehen. Zudem sind die jeweiligen Beobachtungsresultate immer wieder auch interessengeleitet. So dürfte gerade beim Merkmal Unaufmerksamkeit eine reliable, d. h. zuverlässige Einschätzung schwerfallen. Bezüglich der Unruhe bzw. Hypermotorik reicht das Kontinuum von einer kind- und altersgemäßen Lebhaftigkeit, mithin von einem durchaus normalen Verhalten, bis hin zu einer extremen Ausprägung dieses Verhaltensmerkmals, welche dann erst die Diagnose ADHS rechtfertigt (vgl. Larsson et al. 2011).

Auch die Abgrenzung zu Temperamentsmerkmalen im frühen Kindesalter fällt schwer (Purper-Ouakil et al. 2010). Führt man sich die Verhaltensmerkmale vor Augen, die für das sogenannte „schwierige Temperament" charakteristisch sind, nämlich ein hohes Aktivitätsniveau, eine eingeschränkte Beruhigbarkeit, eine geringe Frustrationstoleranz wie auch eine suboptimale Impulskontrolle, dann fällt die beträchtliche Überschneidung mit Symptomen auf, welche die Diagnose ADHS ausmachen. Zudem zählen für die Entwicklungspsychopathologie ein schwieriges Temperament ebenso wie die ADHS zu den vorrangig biologisch begründeten Risikofaktoren, d. h. zu Umständen, welche die Wahrscheinlichkeit erhöhen, dass die kindliche Entwicklung nicht störungsfrei verläuft. Dies gilt insbesondere für sogenannte „externalisierende Störungsmuster“ insbesondere dissozialer Art, bei denen die betreffenden Kinder und Jugendlichen normative Erwartungen enttäuschen, d. h. solche Erwartungen, an denen auch im Enttäuschungsfalle festgehalten wird[16].

Normative Erwartungen enttäuschen schließlich auch Schulkinder, wenn sie nicht aufpassen[17] und im Unterricht ihre Aufmerksamkeit gerade nicht auf das richten, was ihre Lehrkräfte für beachtenswert halten. Insofern lässt sich bei der Aufmerksamkeitsstörung durchaus ein dissoziales Moment ausmachen. Vielleicht liegt hier auch ein Grund dafür, dass es sich gerade bei der ADHS um einen einflussreichen Risikofaktor für die Entwicklung einer dissozialen Störung handelt.

Nach alledem lässt sich festhalten, dass die Frage, ob die Diagnose ADHS die diagnostischen Gütekriterien von Validität und Reliabilität hinreichend erfüllt, sowohl für das Kindesalter als auch für das Erwachsenenalter kontrovers und bisweilen auch durchaus polemisch diskutiert wird. Folgt man jedenfalls dieser Kritik, dann hat man die Validität der Diagnose ADHS ähnlich hoch bzw. niedrig einzuschätzen wie die eines Etiketts „erziehungsschwierig“ oder „Sorgenkind“. Eine solche nicht trennscharfe und somit letztlich schlechte Diagnose hätten sicherlich die von Heinrich Hoffmann in seinem „Struwwelpeter“ beschriebenen und gezeichneten Kinder auch verdient, wenn es denn dem Autor überhaupt um die Anfertigung von Pathografien gegangen wäre.

---

16 Grundsätzlich lassen sich Erwartungen erst an Enttäuschungen erkennen (vgl. Luhmann 1984, S. 436 ff.). Im Unterschied zum normativen Erwartungsmodus, bei dem die Enttäuschung der Erwartung negative Affekte auslöst, die wiederum einen Handlungsdruck insbesondere in Richtung Sanktionen hervorrufen, hält man beim kognitiven Erwartungsmodus im Enttäuschungsfall an den Erwartungen nicht fest. Vielmehr wird man diese Erwartungen verändern und an die neue Situation anzupassen wollen. „Ich habe gedacht, dass dieser Autor etwas zu sagen hat; jetzt weiß ich es besser“, wäre ein Beispiel für einen kognitiven Erwartungstyp. Will man bei seiner personalen Umgebung mit hoher Sicherheit eine Reaktion provozieren, um sich dadurch die selbstwertsteigernde Erfahrung zu verschaffen, Ursache einer Wirkung zu sein, bietet es sich daher an, gerade normative Erwartungen zu enttäuschen in der Annahme, dass der/die Andere die Sache nicht auf sich beruhen lässt, sondern handelt. In Deutschland mit seiner besonderen historischen Hypothek sind antisemitische oder fremdenfeindliche Aktionen diesbezüglich konkurrenzlos (vgl. Schleiffer 1988).

17 So in den Arbeiten von Singh 2008; Asherson et al. 2010; Moncrieff/Timimi 2010; Wilson 2013; Visser/Jehan 2013; Timimi 2015, 2018; Whitely 2015, Maisel 2022; Honkasilta/Koutsoklenis 2022; Schleim 2022; Koutsoklenis/Honkasilta 2023, Schleim 2022a

Dennoch findet sich in der wissenschaftlichen Literatur zumeist die kinderpsychiatrisch durchaus „korrekte" Feststellung, es handele sich bei der Diagnose ADHS um eine reliable wie auch valide Diagnose. Die Entschiedenheit, mit der die Frage der diagnostischen Qualität gerade von Repräsentant:innen des Medizinsystems bejaht wird (vgl. AWMF 2018, Langfassung), kann allerdings nicht überraschen. Schließlich vermag nur eine valide Diagnose sicherzustellen, dass die standardmäßige Verordnung von Stimulanzien nicht als ein ethisch fragwürdiges Neuroenhancement oder „kognitives Enhancement" (Metzinger 2012), als „Neuro-Enhancement (Karsch 2011), als „Gehirndoping" (Franke / Lieb 2010; Singh / Kelleher 2010; Schleim 2022b) oder als „kosmetische" Psychopharmakologie (vgl. Cerullo 2006) diskreditiert wird, sondern dass für eine solche Therapie eine zweifelsfrei medizinisch indizierte und entsprechend wertzuschätzende Indikation vorliegt. Mit der Validität der Diagnose ADHS steht mithin geradezu das ärztliche Selbstverständnis auf dem Spiel.

3.3 Häufigkeit

ADHD ist bekanntlich eine ausgesprochen häufig gestellte Diagnose. Ihre Häufigkeit wird weltweit mit etwa acht Prozent geschätzt. Auch wenn die jeweiligen Angaben beträchtlich differieren, dürften die USA diesbezüglich wohl Spitzenreiter sein. Dort soll jedes 10. Kind diese Diagnose erhalten. Angesichts der keineswegs zweifelsfrei gesicherten Validität und Reliabilität der Diagnose ADHS können Angaben zu ihrer Häufigkeit wie auch zur sogenannter „Komorbität" nur unter Vorbehalt gewertet werden. Überhaupt tun sich bei der Erfassung der Prävalenz erhebliche methodische Probleme auf. So ist es schon schwierig, die Häufigkeit einer Krankheit oder eines Störungsbildes wie das der ADHS zu einem bestimmten Zeitpunkt zu ermitteln. Es gilt es nämlich immer zu unterscheiden zwischen der sogenannten administrativen Prävalenz, d. h. der Häufigkeit, mit der etwa eine Krankheit oder Störung von den Behandler:innen oder von den zuständigen Institutionen diagnostiziert wird, und der sogenannten „wahren" Prävalenz, d. h. der Häufigkeit, mit der diese Störung in der Bevölkerung tatsächlich vorkommt. Dabei ist die Frage nach der administrativen Prävalenz zumindest methodisch noch vergleichsweise einfach zu beantworten. Hierfür lässt sich schließlich auf die Daten etwa von Arztpraxen oder Krankenversicherungen zurückgreifen. Anders sieht es aus mit der sogenannten „wahren Prävalenz", die schon aus Kostengründen ausgesprochen schwierig zu ermitteln ist. So muss zuallererst eine geeignete repräsentative Stichprobe gewählt werden, lässt sich doch eine Untersuchung der gesamten Bevölkerung nicht durchführen. Zudem besteht das Problem, dass für die Erfassung der drei Kernsymptome der ADHS, der Aufmerksamkeitsstörung, der Hyperkinese sowie der Impulsivität, keine Verfahren zur Verfügung stehen, mit deren Hilfe sich diese Merkmale objektiv erfassen ließen.

So haben sich etwa auch Versuche, Schrittzähler einzusetzen, um die Hyperkinese bei Kindern zu objektiveren, als nicht erfolgversprechend erwiesen. Auch der häufig verwendete d2-Aufmerksamkeits-Belastungs-Test, welcher zur Beurteilung der Konzentrationsfähigkeit eingesetzt wird, erfordert schon eine ausreichende Motivation und ein beträchtliches Maß an Anstrengungsbereitschaft auf Seiten der Proband:innen, das auch bei nicht aufmerksamkeitsgestörten Kindern nicht ohne Weiteres vorauszusetzen ist und darüber hinaus situationsabhängig beträchtlichen Schwankungen unterworfen sein dürfte. Ebenso wenig lässt sich Impulsivität immer eindeutig von einer kindgerechten und dann durchaus als erfrischend erlebten Spontaneität unterscheiden.

Da es also für die ADHS keine objektiven diagnostischen Kriterien, geschweige denn Biomarker gibt, ist man vor allem auf die Angaben der Erziehungsberechtigten wie auch Erziehungsverpflichteten angewiesen. Deren Angaben sind allerdings alles andere als objektiv. Schließlich gibt es große Unterschiede hinsichtlich der Schwelle, ab wann Eltern die Unruhe ihres Kindes als lediglich „nervend“, als auffällig oder gar als krankhaft einschätzen. So zeigten etwa Eltern in dem ausgesprochen dicht besiedelten Honkong eine deutlich geringere „Schmerzschwelle“ im Vergleich zu britischen Eltern (Chan et al. 2022). Den chinesischen Eltern, denen es offensichtlich daran gelegen war, dass ihre Kinder ausreichend Rücksicht auf ihre Mitmenschen nehmen, mussten angesichts der beengten Wohnverhältnisse befürchten, dass sich ihre Nachbarn behelligt fühlen durch das unruhige und laute Benehmen ihrer Sprösslinge.

Nicht unbedingt die „Schmerzschwelle“, so doch die Problemschwelle dürfte ebenfalls unterschiedlich verteilt sein. Letztere hängt unter anderem auch vom Informationsstand ab. Ein Beispiel: Die Tatsache, dass sich die Stadt Würzburg insofern mit dem Titel „ADHS-Welthauptstadt“ schmücken kann, als dort die Diagnosehäufigkeit um 75 Prozent höher über dem Bundesdurchschnitt liegt (Mihm 2013), lässt sich unterschiedlich begründen. So ist es durchaus denkbar, dass hierfür eine bessere Aufklärung der Bevölkerung über mögliche Entwicklungsstörungen von Kindern verantwortlich ist. Andererseits kann es aber auch sein, dass sich besorgte Eltern durch eine autoritative Aufklärung von Seiten der Universitätsmedizin veranlasst sahen, Probleme mit ihren Kindern nur allzu gerne einer ADHS anzulasten und so zur Sache der Medizin zu machen in der Hoffnung auf eine pharmazeutische Erziehungshilfe.[18]

---

18 Konkret bedeutet dies, dass mit einem Umzug einer Familie von Offenbach nach Würzburg sich die Wahrscheinlichkeit verfünffacht, dass beim Nachwuchs ADHS diagnostiziert wird (Schleim 2021).
https://www.telepolis.de/features/Kurioses-ueber-die-Aufmerksamkeitsstoerung-ADHS-6183098.html?seite=all

Darüber hinaus muss man auch mit erheblichen Differenzen zwischen den Angaben von Eltern und denen von professionellen Erzieher:innen in Vorschule und Schule rechnen. Die Diagnose ADHS kann sich nur auf die Angaben von Beobachter:innen stützen, die mit dem betreffenden Kind entweder andauernd oder zumindest über längere Zeit zusammen sind. Deren Angaben aber können immer nur mehr oder weniger subjektiv gefärbt sein. Wenn es sich bei den Verhaltensauffälligkeiten der betreffenden Kinder um erheblich störendes und nicht um lediglich „nervendes" Verhalten handelt, darf damit gerechnet werden, dass bei dem solchermaßen behelligten Personenkreis schon eine gewisse Tendenz besteht, das Verhalten der ihnen anvertrauten Kinder mit Begriffen zu beschreiben, welche die Diagnose ADHS nahelegen. Das betreffende Kind wird somit pathologisiert. Auch ist die Frustrationstoleranz der natürlichen wie auch der professionellen Erzieher:innen selbstverständlich unterschiedlich ausgeprägt. Zudem unterliegt sie auch bei ein und derselben Person Schwankungen.

Eltern beobachten in der intimen Kommunikation der Familie mit anderen Augen als die Lehrkräfte anlässlich des Schulunterrichts. Während Eltern gegenüber ihren umtriebigen Zöglingen im Vorschulalter noch Toleranz zeigen und so deren Verhalten seltener als auffällig konnotieren sollten, dürfen ihre Kinder spätestens in der Schule bei ihren Lehrkräften kaum mehr auf Nachsicht hoffen. Dort fallen sie mit ihrem den Gruppenunterricht störenden hypermotorischen Verhalten und ihrer Unkonzentriertheit unangenehm auf. Die Güte der Beobachtung hängt somit ab sowohl von der Person als auch von der jeweiligen Situation, in der beobachtet wird. Mag ein einzelnes sogenanntes „ADHS-Kind" in der Schulklasse pädagogisch noch zu erreichen und zu ertragen sein, dürfte die Gegenwart zweier unaufmerksamer und zappeliger Schulkinder in einer Klasse einen geordneten Unterricht doch erheblich erschweren oder gar verunmöglichen.

Zudem trägt auch die Aufklärung der Allgemeinbevölkerung über das Störungsbild ADHS durch die Massenmedien oder die des Fachpublikums durch Vorträge und Seminare dazu bei, dass die natürlichen wie auch die professionellen Erzieher:innen nun geneigt sind, an ein Bestehen dieser krankhaften Störung bei dem betreffenden Kind zu denken, wenn dieses im Unterricht immer wieder nicht aufpasst, diesen mit seiner übermäßigen Unruhe zu sehr stört oder zuhause sich bei den Schulaufgaben allzu ablenken lässt. Zur Abklärung dieses Verdachts wird dann den Erziehungsberechtigten die Vorstellung des Kindes bei einem ärztlichen Spezialisten empfohlen. Auch lässt sich mit einer solchen Zuweisung die eigene Ungeduld entschuldigen wie auch eine gewisse medizinische Bildung dokumentieren. Die Diagnose ADHS wird somit in einem personalen und situativen Kontext gestellt, der erheblich von dem schulischen Kontext, nämlich dem Gruppenunterricht der Schule, abweicht. Die ökologische Validität, d. h. die situationsunabhängige Generalisierbarkeit der Diagnose ADHS jedenfalls dürfte schon von daher eingeschränkt sein.

Während weltweit diese Diagnose im Durchschnitt bei etwa acht Prozent aller Kinder gestellt wird (Ayano et al. 2023), ergaben die Erhebungen im Rahmen des deutschen Kinder- und Jugendsurveys des Robert-Koch-Instituts Berlin bei Kindern und Jugendliche bis zum 17. Lebensjahr eine mittlere Prävalenzrate von 3,9 Prozent (Schlack et al. 2007). Jungen erhalten die Diagnose ADHS insgesamt zwei- bis dreimal häufiger als Mädchen. Dieser Befund lässt sich damit begründen, dass Mädchen erst mit gravierenderen Verhaltensauffälligkeiten aufwarten müssen, bevor ihnen diese Diagnose zugesprochen wird (vgl. Olsson 2023). Eine solche sogenannte „Knabenwendigkeit“ findet sich auch bei den anderen sogenannten „externalisierenden Störungen“, bei denen wie insbesondere bei der dissozialen Störung des Sozialverhaltens die personale Umwelt direkt einbezogen wird im Unterschied zu den sogenannten „internalisierenden Störungsmustern“ wie etwa Angststörungen oder Depressionen, bei denen dies nicht der Fall ist.

Nicht überraschend kommt es mit der Einschulung zu einem deutlichen Anstieg der Prävalenz, wie überhaupt diese Diagnose am häufigsten im Grundschulalter gestellt wird (Schlack et al. 2007; Banaschewski et al 2017). So stieg die Prävalenz bei Jungen beim Übergang vom Vorschulalter ins Grundschulalter von 2,4 Prozent auf 8,7 Prozent. In der Grundschule fallen diese Jungen vor allem mit ihrem hypermotorischen, den Unterricht störenden Verhalten auf. Angesichts dieser Zahlen dürfte es kaum übertrieben sein, ADHS als eine Schulkrankheit zu bezeichnen.

In diesem Zusammenhang soll auf eine Studie aus Taiwan verwiesen werden (Chen et al. 2016). Deren Ergebnisse sprechen dafür, dass das Alter bei der Einschulung die Wahrscheinlichkeit beeinflusst, dass bei einem Kind eine ADHS diagnostiziert wird. Jüngere Kinder einer Klasse erhielten nämlich deutlich häufiger diese Diagnose als ältere, was dafür spricht, die kindlichen Verhaltensauffälligkeiten eher als Zeichen einer gewissen Unreife anzusehen denn als Symptome einer Krankheit ADHS.

Zudem wird seit den 60er Jahren immer wieder auf die mit dem Anstieg der Fallzahlen einhergehende dramatische Zunahme der Häufigkeit einer Pharmakotherapie hingewiesen. Dabei führt Schlack (2004) die Verzwanzigfachung der Stimulanzienverordnung innerhalb eines Zeitraums von nur 10 Jahren ursächlich vor allem auf soziale Faktoren zurück, zumal eine Veränderung der genetischen Voraussetzungen als Erklärung ausscheiden dürfte. Insofern lasse sich von einer „soziogenen Epidemie“ sprechen. In einer Querschnittstudie analysierten Schubert et al. (2010) die Daten einer Zufallsstichprobe von Versicherten der AOK Hessen für den Zeitraum 2000 bis 2007. Demnach wurde im Jahre 2007 bei einem Prozent aller Kinder und Jugendlichen, ähnlich wie auch in anderen europäischen Ländern, das Medikament Methylphenidat verordnet. Auch bei einer Auswertung der deutschen Krankenkassendaten der Jahre 2009 bis 2014 fand sich ‚ein Anstieg der Häufigkeit von ADHS-Diagnosen bei Kindern und Jugendlichen in diesem Zeitraum von 5.1 auf 6.1 Prozent und die bei Erwachsenen von 0,2 auf 0,4 Prozent (Schubert al. 2010).

Den Daten einer aufwändigen, US-amerikanischen Untersuchung (Xu et al. 2018) zufolge hat die Häufigkeit dieser Diagnose bei Kindern und Jugendlichen in den Jahren zwischen 1997 und 2016 deutlich zugenommen, und zwar von 6,1 Prozent in den Jahren 1997 und 1998 auf 10,2 Prozent in den Jahren 2015 und 2016. Ebenso sprechen die Ergebnisse einer britischen Kohortenstudie, in der anonymisierte Patientendaten aus Allgemeinarztpraxen ausgewertet wurden (McKechnie et al. 2023), für eine Zunahme bei Inzidenz und Prävalenz der Diagnose ADHS in den letzten beiden Jahrzehnten und entsprechend auch bei der auf die Diagnose folgenden medikamentösen Therapie. Außer bei Kindern im Vorschulalter fand sich ein solches Ergebnis in allen Altersgruppen, am deutlichsten allerdings in der Altersgruppe der jungen Erwachsenen. Die absolute Zunahme der Diagnose ADHS und der entsprechenden Medikation war am höchsten im Kindesalter, während die höchste relative Zunahme im jungen Erwachsenenalter zu verzeichnen war. Sie betrug bei den Diagnosen das 20-fache, bei den Verschreibungen sogar fast das 50-fache. Diese Befunde sollten dafür sprechen, dass einerseits die Diagnose am häufigsten bei Kindern im Schulalter gestellt wird, in einem Alter, in dem sich die Verhaltensauffälligkeiten besonders negativ bemerkbar machen und deswegen um eine diagnostische Abklärung nachgesucht wird, und dass andererseits bei jungen Erwachsenen gewissermaßen ein „Nachholbedarf" an einer solchen diagnostischen Formulierung bestehen dürfte.

Allerdings war in der Studie zur Gesundheit von Kindern und Jugendlichen in Deutschland (KiGGS) als Bestandteil des Gesundheitsmonitorings am Robert-Koch-Institut kein Anstieg der Prävalenz der ADHS bei Kindern und Jugendlichen in den vergangenen Jahrzehnten nachzuweisen (Göbel et al. 2018), Im Gegenteil ließen die Daten dieser Studie auf einen Rückgang zumindest bei der elternberichteten Lebenszeitprävalenz diagnostizierter ADHS von knapp einem Prozentpunkt über einen Zeitraum von mehr als 10 Jahren schließen. Die Autor:innen hielten es für möglich, dass dieser Rückgang auf eine restriktivere Diagnosepraxis zurückzuführen sei. Diese Interpretation der Daten werde durch die Tatsache gestützt, dass auch von Seiten der Krankenkassen ein solch leichter Rückgang der Diagnose ADHS bestätigt worden sei.

Ebenso ließ sich auch in der Studie von Rydell et al. (2018) für die Zeit zwischen 2004 und 2024 zumindest bei stark ausgeprägten ADHS-typischen Verhaltensweisen keine Zunahme beobachten. Lediglich bei den leichteren Ausprägungsformen hin zu normalem Verhalten fand sich eine geringfügige Zunahme.

Angesichts der beträchtlichen diagnostischen Probleme kann es nicht überraschen, dass sich die Frage, ob die Häufigkeit von ADHS in den letzten Jahrzehnten tatsächlich zugenommen hat oder ob dieses Störungsbild nur häufiger diagnostiziert wird, letztlich nicht schlüssig beantworten lässt. Eine „gefühlte", vor allem von den Massenmedien lancierte, Zunahme lässt sich aber kaum bezweifeln. Schließlich sind für diese Medien bekanntlich nur schlechte Nachrichten gute Nachrichten. Dass die ADHS überdiagnostiziert wurde und wird, legen allerdings die Daten auch einer australischen Studie nahe (Kazda et al. 2023).

Da nicht davon auszugehen ist, dass sich die ADHS ähnlich wie eine infektiös verursachte Epidemie verbreitet, die dann zu einer Zunahme der „wahren" Prävalenz führen würde, lässt sich die Häufigkeitssteigerung nur auf eine veränderte bzw. nach offiziöser Sprachregelung eine „akkuratere" Diagnostik zurückführen. Eine solchermaßen verbesserte Diagnostik diene insofern dem Allgemeinwohl, als eine unentdeckte und somit auch unbehandelte ADHS für den betreffenden Nicht-Patienten beträchtliche persönliche, soziale und beruflich Nachteile nach sich zöge (vgl. Abdelnour et al 2022).

Erklärt wird eine solche „bessere" Diagnostik im Allgemeinen mit einer verbesserten Aufklärung (engl.: „awareness") der Bevölkerung über die Existenz eines solchen Störungsbildes nicht nur des Kindes- sondern auch des Erwachsenenalters. Wie im Grunde bezüglich allen Wissens sind auch hier die Massenmedien von entscheidender Bedeutung. Je nach Kritikbereitschaft und/oder ideologischer Verortung ist auch hierbei ein ökonomisch motivierter Einfluss anzunehmen. So nimmt denn auch bei Erwachsenen die Verschreibungshäufigkeit von Stimulanzien und hierbei vor allem die von Methylphenidat (Ritalin) in den letzten Jahren deutlich zu, während die betreffenden Zahlen für das Kindesalter stagnieren oder gar leicht rückläufig sind.[19]

3.4 ADHS im Erwachsenenalter

Ganz sicher nimmt die Inanspruchnahme von professionellen Helfer:innen bzw. von medizinischen Einrichtungen zu in Abhängigkeit vom Wissen um ein solches Störungsbild ADHS sowie vor allem vom Wissen um die Verfügbarkeit eines effizienten Medikaments wie dem des Methylphenidats. Insofern lässt sich durch-

19 https://www.aok.de/pk/cl/nordwest/inhalt/deutlich-mehr-adhs-medikamente-fuer-erwachsene-in-westfalen-lippe-verordnet/

aus auch ein gewisser Werbeeffekt vermuten. Diesbezüglich dürfte inzwischen bei der ADHS im Kindesalter allerdings ein Limit erreicht sein. Bei der Diagnose ADHS im Erwachsenenalter sollte, wie erwähnt, allerdings noch ein Nachholbedarf bestehen, wird diese Diagnose doch erst seit einigen Jahren zunehmend häufig gestellt. Überdies lässt sich insofern auch ein sogenannter „Kohorteneffekt" vermuten, als die mit der Diagnose ADHS versehenen Kinder und Jugendlichen ihre Diagnose beim Übergang in ihr Erwachsenenalter gewissermaßen mitnehmen. Als Ergebnis findet sich jedenfalls ein Anstieg der Zahlen zur Inanspruchnahme einer Pharmakotherapie bei der Diagnose ADHS im Erwachsenalter, auch wenn sowohl die Häufigkeit dieser Diagnose als auch die Häufigkeit einer Pharmakotherapie nach wie vor im Kindesalter am höchsten sind (Chung et al. 2019).

Da sich in den letzten Jahren das Altersspektrum dieser Störung zunehmend auch in das Erwachsenenalter hinein erweitert hat, hat sich der anfänglich enge Bezug auf eine erzieherische Situation geschwächt. Ging man früher davon aus, dass sich diese Probleme gewissermaßen auswüchsen, wurde in den letzten Jahren deutlich, dass die im Kindesalter gezeigten problematischen Verhaltensweisen doch immer wieder persistieren. Damit wurde ADHS im Erwachsenenalter zu einem prominenten Thema.

Bei etwa vier Prozent aller Erwachsenen soll sich eine solche Diagnose stellen lassen (Faraone/Antshell 2008). Dabei dürfte sich das Störungsbild in diesem Alter insgesamt noch heterogener ausnehmen als das des Kindesalters (Kohn/Esser 2008). Auch wenn bei einer ADHS im Erwachsenenalter nicht mehr die Hyperaktivität im Vordergrund steht, so sind es hier die Impulsivität wie etwa die Neigung zu vorschnellen Entscheidungen und unüberlegten Geldausgaben oder auch eine starke Vergesslichkeit, welche immer wieder zu einer Beeinträchtigung der Alltagsorganisation führen. Auch die sogenannte „Komorbidität" soll mit dem Alter noch zunehmen. Dies betrifft vor allem dissoziale Verhaltensweisen, den Missbrauch von Alkohol und anderer psychotroper Substanzen, aber auch Angst- und depressive Verstimmungszustände.

Schon die Vielgestaltigkeit der genannten Verhaltensauffälligkeiten muss Zweifel an der Validität dieser Diagnose ADHS auch im Erwachsenenalter aufkommen lassen (vgl. Moncrieff/Timimi 2010; dagegen: Asherson et al. 2010). Es sieht so aus, als ob bevorzugt Personen, die irgendwie mit ihrem Leben nicht gut zurechtkommen, für diese Diagnose in Frage kommen. Bedenkt man, dass die Diagnose im Kindesalter durchaus auf beträchtliche Erziehungsprobleme verweist, kann eine solche Kontinuität von Lebensproblemen auch kaum überraschen. Schließlich korrelieren die Angaben zur Prävalenz dieser Diagnose im Erwachsenenalter mit den entsprechenden Zahlen zur Häufigkeit der Diagnose im Kindesalter.

Aus der Tatsache, dass weltweit die Diagnose ADHS häufig und in den letzten Jahren sogar noch häufiger auch bei Erwachsenen gestellt wird, lässt sich keineswegs umstandslos schließen, dass die Probleme, auf die sich diese Diagnosen beziehen, ebenfalls zugenommen hätten. Inwieweit eine ADHS im Erwachsenenalter zunimmt oder lediglich nur häufiger gestellt wird, ist derzeit nicht zu entscheiden. Vielleicht besteht eine Tendenz, Verhaltensauffälligkeiten insbesondere aggressiver Art im Erwachsenenalter im Vergleich zu solchen des Kindesalters insgesamt doch seltener als krankheitsbedingt und somit auch als entschuldbar anzusehen. Schließlich ist man bei Kindern doch eher bereit, im Modus des Erlebens zu beobachten und, sollten diese sich auffällig verhalten, ihnen zu konzedieren, dass sie „nichts dafürkönnen". Erwachsene hingegen werden für ihr von der Norm abweichendes Handeln eher verantwortlich gemacht, womit dann eine moralische Be- oder Verurteilung einhergeht. Da moralische Urteile typisch sich nicht nur auf die kritikwürdige Handlung allein beziehen, sondern für gewöhnlich auf die gesamte Person übertragen werden, ist es derzeit noch nicht auszumachen, inwieweit sich diese doch recht neue Diagnose „ADHS des Erwachsenenalters" eher stigmatisierend oder eher krankheitsbedingt entstigmatisierend auswirken wird.

3.5 Komorbidität

Aufmerksamkeitsgestörte und/oder hyperkinetische Kinder und Jugendliche sind ausgesprochen häufig auch in anderen Verhaltensbereichen auffällig. Das führt dazu, dass ihnen zusätzlich zu einer ADHS noch weitere psychiatrische Störungen bescheinigt werden. In diesem Fall spricht man vom Vorliegen einer Komorbidität[20]. Bei den Kindern und Jugendlichen mit einer ADHD, bei denen es zu einer solchen komorbiden Störung gekommen ist, ist auch ihre Symptomatik besonders ausgeprägt (Hurtig et al. 2007). Die Therapie bei dieser Patientengruppe gilt insofern als besonders schwierig. Schon von daher muss man befürchten, dass die Verhaltensauffälligkeiten sich nicht „auswachsen", sondern sich bei diesen Kindern verfestigen.

Zu bedenken ist allerdings, dass es immer wieder schwer auszumachen ist, ob und inwieweit sich die zur Diskussion stehenden psychischen Probleme bzw. Verhaltensauffälligkeiten sinnvoll von einer ADHS abgrenzen lassen. Nur dann ließe sich zu Recht von einer Komorbidität sprechen. Schließlich lassen sich angesichts des ausgesprochen heterogenen Erscheinungsbildes der ADHS zahlreiche Verhaltensauffälligkeiten dieser Diagnose zuzuordnen. So fallen etwa sogenannte „ADHS-Kinder" immer wieder durch Probleme mit ihrer Affektregulati-

20 Komorbidität (lat.: „cum" = zusammen; „morbus" = die Krankheit). Die Verwendung dieses Begriffs impliziert daher die Auffassung, dass es sich bei der ADHS um eine Krankheit handelt.

on auf. Andere zeigen ein eher desinteressiert imponierendes kognitives Verhalten, weswegen auch diese beiden Verhaltensmerkmale dem Störungsbild ADHS zugerechnet werden (Barkley 2013). Überhaupt fällt es schwer zu unterscheiden, ob es sich bei manchen vermeintlichen Risikofaktoren wie etwa dem clownesken oder oppositionellen Verhalten in der Schule tatsächlich um Risikofaktoren für die Entwicklung einer ADHS handelt oder nicht doch schon um deren erste Manifestationsformen.

Das gemeinsame Auftreten von dissozialem Verhalten und Lernstörungen, zu denen es bei über der Hälfte der aufmerksamkeitsgestörten Kinder kommen soll (vgl. Witthöft et al. 2010), aber auch die sogenannte „Komorbidität" von ADHS mit Angststörungen und Depressionen (Ralston / Lorenzo 2004), kann nicht überraschen. Ein Kind, das sich in der Schule nur schlecht konzentrieren kann, ist in seinem Lernvermögen schließlich beeinträchtigt. Seine Schulleistungen werden in Abhängigkeit von den ihm zur Verfügung stehenden intellektuellen Ressourcen eher unbefriedigend ausfallen, was den Selbstwert herabsetzen wird. Eine Möglichkeit, den gefährdeten Selbstwert zu stützen oder wiederaufzurichten, besteht dann darin, sich zurückzuziehen und somit den riskanten Lernsituationen auszuweichen. Schließlich ist es weniger kränkend, nicht zu wollen, als nicht zu können.

Zudem sind hyperkinetische Kinder auch bei ihren unauffälligen Klassenkameraden wenig gelitten. Sie nerven eben. Die Erfahrung, von den Alterskamerad:innen abgelehnt zu werden, muss den Selbstwert belasten. Durchaus unterschiedliche, gleichwohl funktional äquivalente Möglichkeiten, um dieses Problem zu lösen oder dieses zumindest kontrollieren zu können, lassen sich beobachten. Zum einen kann das Kind den Kontakt zu den Gleichaltrigen von sich aus meiden, um dadurch die Kränkungsgefahr zu reduzieren. Zum anderen mag sich das Kind aber veranlasst sehen, seine Mitschüler:innen nun vorsätzlich zu ärgern und zu provozieren. Reagieren diese daraufhin mit verstärkter Ablehnung oder Aggression, lässt sich deren Verhalten ursächlich sich selbst zuschreiben. In einem solchen Fall ist man ja selbst schuld. Man hat gehandelt und braucht sich nicht mehr als bloßes Opfer zu definieren[21]. Weil es nun nicht mehr „einfach so" passiert ist, sondern man selbst etwas dafürkann, verspricht eine solche Interpretation bzw. ein solches „Narrativ" auch eine Kontrollmöglichkeit bezüglich künftiger unangenehmer und selbstwertdeprimierender Interaktionen.

21 So lässt sich auch nachvollziehen, dass vor einigen Jahren das Wort „Opfer" in der Jugendsprache einen Bedeutungswandel durchgemacht hat hin zu einem Schimpfwort, synonym etwa zu dem des „Loser".

Bevor im Folgenden die Frage ausführlich diskutiert wird, weshalb sich diese Diagnose ADHS ihren suboptimalen Gütekriterien zum Trotz doch so großer Beliebtheit erfreut, soll zuvor noch die recht unübersichtliche Geschichte der jeweiligen diagnostischen Beschreibungen und Etikettierungen von unaufmerksamen und unruhigen Kindern skizziert werden. Dabei wird sich zeigen, dass solche Kinder den Erwachsenen nicht unbedingt „schon immer", so doch seit langem Probleme bereiteten. Auch lässt sich belegen, dass sich bereits im 18. Jahrhundert Ärzte gewissermaßen als Erziehungshelfer anboten.

3.6 Ein Exkurs zur Geschichte der ADHS

Das Studium der Geschichte der diagnostischen Nomenklatur[22] der ADHS lässt zweierlei erkennen. Zum einen soll mit den jeweiligen unterschiedlichen diagnostischen Bezeichnungen das besondere Verhalten einer Gruppe von Kindern und Jugendlichen auf den Begriff gebracht werden sollte, das ihre Erziehung erheblich erschwert. Zum anderen verweisen diese Diagnosen aber auch darauf, dass sich die Erziehungsprobleme dieser Kinder weder auf eine dissoziale oder gar delinquente Entwicklung noch auf eine intellektuelle Beeinträchtigung zurückführen lassen. Die Erziehung dieser beiden Gruppen von Problemkindern fand und findet auch heute noch zwar nicht unbedingt regelhaft, so doch häufig außerhalb ihrer Familien in Institutionen, in sogenannten „Anstalten" oder „Heimen" statt. Bei den Kindern, bei denen eine ADHS diagnostiziert wird, handelt es sich dagegen für gewöhnlich um Kinder, die in ihrem Zuhause zusammen mit ihrer Familie leben und dort für Sorgen sorgen.

Den meisten Arbeiten zur Geschichte der Diagnose ADHS ist es darum zu tun nachzuweisen, dass es sich bei der Diagnose ADHS keineswegs um eine moderne Konstruktion, gar um eine „Modediagnose" (vgl. u. a. Tschacher / Feuz 2010; Schwenck 2022) handelt, sondern dass sich diese Diagnose auf eine Krankheit bezieht, die es schon lange gebe, deren Entdeckung wie auch wissenschaftlicher Erforschung allerdings erst in jüngerer Zeit gelungen sei. Die unter der Diagnose ADHS gefasste kindliche Problematik sei in der Vergangenheit bereits zumindest intuitiv bekannt gewesen, ohne dass aber ein eigenständiges Krankheitsbild hätte beschrieben werden können.

Auch wird deutlich, dass es bei der Beschäftigung mit der Problematik von und mit unaufmerksamen und hyperaktiven Kindern immer auch um Grundfragen von Psychiatrie und Psychopathologie, der Grundlagendisziplin der Psychiatrie,

22 Deutschsprachige Publikationen zu diesem Thema etwa: Foerster 1980; Seidler 2004; von Prondcynsky 2007; Streif 2015; Rothenberger / Steinhausen 2020, Sauerbrey 2011.

geht. So wird immer wieder die Frage erörtert, ob es sich bei diesen Verhaltensauffälligkeiten um somatogene, d. h. körperlich bedingte, oder doch eher um psycho- bzw. soziogene Symptome handele, mit anderen Worten ob die Ursache für das auffällige und störende Verhalten im Körperorgan Gehirn zu finden sei oder ob dieses Verhalten psychisch verursacht, also letztlich Umwelteinflüssen, etwa solchen seitens der Familie oder der Schule, anzulasten sei. Diese psychopathologische Diskussion brachte der amerikanische Psychiater Leon Eisenberg (1986) auf die prägnante Formel „brainless oder mindless?". Entsprechend wählte der deutsche Medizinhistoriker Eduard Seidler (2004) auch für seine Arbeit zur Geschichte der nosologischen Konzepte der ADHS den Titel „Von der Unart zur Krankheit".

Auch wenn man solche Verhaltensweisen wie Unaufmerksamkeit und Hyperaktivität nicht unbedingt als krankhaft, sondern „nur" als Unart oder als Ungezogenheit auffassen sollte, stellt sich im Grunde die gleiche Frage, nämlich ob dieses zweifellos störende Verhalten ursächlich auf inkompetente Erziehungseinflüsse zurückzuführen oder ob es doch eher als erblich bzw. anlagebedingt anzusehen sei. Dass diese beiden Möglichkeiten sich nicht zwangsläufig ausschließen müssen, sondern sich ergänzen können im Sinne des in der zeitgenössischen Psychiatrie und Psychosomatik weithin akzeptierten biopsychosozialen Krankheitsmodells, wird bereits deutlich in dem umfangreichen Werk des deutschen Arztes und Philosophen Melchior Adam Weikard (1742–1803). Diesem Autor schreiben Barkley / Peters (2012) gar das Verdienst einer Erstbeschreibung des Störungsbildes ADHS zu. Daher sollte es sich lohnen, auf diesen Autor und sein Werk doch etwas näher einzugehen.

Weikard verfasste neben medizinischen auch philosophische und biografische Abhandlungen[23]. Sein wichtigstes Buch „Der philosophische Arzt" erschien erstmals in den Jahren 1773 bis 1775. Dieses mehrbändige Werk erlebte mehrere Auflagen, wobei die beiden ersten Auflagen anonym publiziert wurden, wohl um den zu befürchteten Anfeindungen seitens der kirchlichen Zensurbehörde zu entgehen.

Im vierten Band dieses Werkes aus dem Jahre 1777 findet sich ein Kapitel mit dem Titel „Mangel an Aufmerksamkeit. attentio volubilis". Hier beschäftigt sich der Autor mit Personen, die unaufmerksam, zerstreut und leicht ablenkbar sind und die sich nicht auf eine Sache konzentrieren können. Diesen „Mangel an Aufmerksamkeit" bezeichnet Weikard als Geisteskrankheit. Als weitere

---

23 Über die Biografie und Bibliografie dieses Polyscriptors und insbesondere über die unübersichtliche Editionsgeschichte seines Hauptwerkes „Der philosophische Arzt" informiert Schmitt (1970).

Geisteskrankheiten firmieren bei ihm die „Schwache Einbildungskraft", die „Erhitzte oder schwärmerische Einbildungskraft", aber auch „Vergessenheit", „Unvernunft", „Dummheit", „ausschweifende Lebhaftigkeit oder Flüchtigkeit des Geistes" wie auch „Wahnsinn, Raserei". Bei alledem wird deutlich, dass Weikard über keinen stringenten Krankheitsbegriff verfügte. So denunzierte er, wie er in einer späteren Auflage dieses Werkes (1799, S. IV) ausführte, auch den „Kantianismus", d.h. die sich an Immanuel Kant ausrichtenden philosophischen Positionen, als Krankheit.

Im „Zweyten Band, neue durchaus vermehrte und verbesserte Auflage", erschienen in Frankfurt am Main, in der „Anderäischen Buchhandlung," heißt es „im Dritten Hauptstück: Mangel der Aufmerksamkeit, Attention volubilis" auf den Seiten 377f.:[24]

> „1. Beschreibung der Krankheit. Jene, bey welchen ein Mangel an Aufmerksamkeit ist, werden gemeiniglich unachtsam, leichtsinnig, flüchtig und ausschweifend genennet.
> Ein Aufmerksamer muß sich länger und auch nachdrücklicher, als andere, bey dem nämlichen Gegenstande verweilen. Es gehöret aber eine gewisse Festigkeit und Stärke der Fasern dazu, wenn sie eine anhaltende Wirkung an dem nämlichen Gegenstande ausdauern sollen. Denn die nämlichen Fasern müssen alsdenn länger, die nämliche Stimmung oder Spannung aushalten. Sie dörfen also nicht so leicht von einem Lärmen oder von irgend einer Unruhe ihrer leichtbeweglichen Nachbarinnen irre gemachet oder in Mitleidenschaft gezogen werden. Man merket hier bald, daß dieses der Fall weicher, leichtbeweglicher oder sehr reizbarer Fasern ist, wozu bald eine geringe Empfindung einer jeden Nebensache flüchtige Nebenvorstellungen und Mitwirkungen in benachbarten Fasern verursachet. Man ist alsdenn, wie die Kinder, welche auf hundert Nebendinge springen, wenn man sie von einer ernsthaften Sache ausforschen oder unterhalten will. Der junge Geistliche soll z.B. über das Leiden des Erlösers meditiren. Jede vorübersumsende Fliege, jeder Schatten, jeder Laut, die Erinnerung alter Geschichtchen, wird ihn von seinem Gegenstande auf andere Vorstellungen bringen. Selbst seine Einbildungskraft, wenn sie fruchtbar ist, unterhält ihn mit tausend Nebendingen. Er lachet so herzlich, als jene betrachtende Nonne, welche bey der Gefangennehung Christi einen Soldaten am Zaume des Gartens hängen bleiben und die Hosen abscheulich zerreissen sah. – Dieses heisse ich alles Mangel an Aufmerksamkeit."

24 https://books.google.de/books?id=ZYIjAAAAcAAJ&printsec=frontcover&hl=de&source=gbs_ge_summary_r&redir_esc=y#v=onepage&q&f=false

Zu den Ursachen heißt es auf S. 379 f.[25]: „Wenn man Kindern hundert Dinge zugleich beybringen will, wenn man ihnen nicht Zeit genug lässet, oder sie nicht angewöhnet, Dinge theilweis zu untersuchen; so entstehet endlich bey ihnen der Fehler der Unaufmerksamkeit. Die Wuth, alles zu lesen, alles zu lernen, wird am ehesten hierzu Gelegenheit geben. Eine weichliche Lebensart kann die Fasern zu weich und zu beweglich machen, und also endlich auch verursachen, daß es ihnen an der, zur anhaltenden Aufmerksamkeit nöthigen Stärke fehlet, dass jeder sinnliche Nerv und jede Hirnfaser zu geschwind erschüttert und Ursache der Zerstreuung wird."

Als „Heilart" empfiehlt Weikard (S. 381 f.): „Man entferne den Unaufmerksamen von dem Geräusche anderer Gegenstände; man halte ihn einsam, im Dunkeln, wenn er zu lebhaft ist. Man befestige die leichtbeweglichen Fasern durch Reiben, kalte Bäder, Staalpulver, Fieberrinde, Mineralwässer, Reiten, Leibesübungen. Man überhäufe den Jüngling nicht mit Mannigfaltigkeit nach dem Sprichworte: Pluribus intentus minor est ad singula sensus. Er muß so lang bey einem Gegenstande aufgehalten werden, biß er ihn auf das Pünktlichste zergliedert hat. Das Interessante dieser Zergliederung muß ihm begreiflich gemacht werden. Man zeige ihm die Dinge von einer Seite, wo sein Interesse oder seine Eigenliebe geschmeichelt wird."

Zumindest die zur Prävention empfohlenen pädagogischen Maßnahmen dürften auch heute noch durchaus zeitgemäß sein. So heißt es in der „neuen durchaus vermehrten und verbesserten Auflage" des Buches „Der philosophische Arzt" aus dem Jahre 1798 auf den Seiten 38 f.:

> „Der Jüngling ist weniger aufmerksam, als der Alte; das Mädchen weniger als der Mann, der Sanguineus ist es weniger, als der Cholerische oder Melancholische; der Franzos weniger als der Engländer. Es ist also wahrscheinlich, daß der Unterschied in dem Baue der Fasern und in der Beschaffenheit der Säfte liegt.
> Wir sind aufmerksamer auf das, was uns gefällt, weil es unsere Sinne und das Sensorium kräftiger rühret. Ein Lehrer kann seine Schüler aufmerksamer machen, wenn seine Stimme auffallend, der Vertrag lebhaft, und mit ermunternden Einfällen gewürzet ist. Man wird bey Durchlesung eines Buches leicht unaufmerksam auf jene Stellen seyn, welche für unser Gewerb oder für unsere Denkungsart kein Interesse haben, und etwa gar noch Langeweile bringen. Ein unaufmerksamer Mensch wird es nie zu gründlichen Kenntnissen bringen."

25 https://books.google.de/books?id=ZYIjAAAAcAAJ&printsec=frontcover&hl=de&source=gbs_ge_summary_r&redir_esc=y#v=onepage&q&f=false

Da sich die von Weikard beschriebenen Verhaltensweisen durchaus mit den in beiden modernen diagnostischen Klassifikationssystemen gelisteten, für das Störungsbild der ADHS charakteristischen Symptomen decken, dürfte den betreffenden Personen in heutiger Zeit wahrscheinlich die Diagnose einer ADHS attestiert werden. Auch wenn die von Weikard hervorgehobene Analogie zwischen der Unruhe einer Person und der Beschaffenheit seiner nervösen Fasern in heutiger Zeit doch allzu konkretisch anmutet, so mag man bei seinen Erörterungen durchaus einen biopsychosozialen Ansatz ausmachen, wie er in der heutigen Medizin weithin verwendet wird. Entsprechend den damaligen pathogenetischen, durchaus psychosomatisch anmutenden, Vorstellungen macht Weikard für die Unruhe und das Aufmerksamkeitsdefizit ein derangiertes Nervenfasergeflecht verantwortlich, die das Resultat einer unangemessenen Erziehung sei. Die von Weikard inkriminierten Fasern müssten heute allerdings durch Begriffe wie Neurone, Synapsen und Transmitter aktualisiert werden.

Auch wenn es nicht klar ausgesprochen wird, lassen sich die Ausführungen Weikards am ehesten dahingehend verstehen, dass eine ungünstige Erziehung die Hirnentwicklung stört bzw. anhält. Im Erwachsenenalter bestünde dann „der Fehler der Unaufmerksamkeit" als Folge einer – in heutiger Terminologie – Hirnreifestörung. Die davon betroffenen Personen würden sich weiterhin wie Kinder verhalten, die sich eben ganz altersentsprechend verhalten, nämlich auch unaufmerksam. Insofern lässt sich Weikard kaum als Erstbeschreiber einer Krankheit ADHS bezeichnen.

Nur wenige Jahre später, im Jahr 1798, beschrieb der schottische Arzt Alexander Crichton (1763–1856) in seinem Werk „An Inquiry into the Nature and Origins of Mental Derange-ment" ein durchaus neurobiologisch zu bezeichnendes Störungsbild, welches derzeit am ehesten die Diagnose „Aufmerksamkeitsdefizitsyndrom des vorwiegend unaufmerksamen Subtyps" erhalten dürfte (Palmer/Finger 2001). Es wird angenommen, dass Crichton bereits während seiner Ausbildungszeit, die er zeitweise in Deutschland verbrachte, mit Weikard in Kontakt gekommen war. Mit diesem korrespondierte er jedenfalls auch in späteren Jahren noch. In Übereinstimmung mit Weikard führte er die Störung auf eine abnorme Reizempfindlichkeit der Nerven zurück. Der Aufmerksamkeitsstörung, dem Mangel an Durchhaltevermögen wie auch der übergroßen Ablenkbarkeit müsse mit erzieherischen Maßnahmen begegnet werden.

Dass über Kinder, die den erzieherischen Verlautbarungen ihrer Eltern oder Lehrer:innen nicht mit der geforderten Aufmerksamkeit folgen und bei diesen für Unmut und Ärger sorgen, gewissermaßen „seit ewigen Zeiten" geklagt wird, kann also nicht überraschen. Spannender dürfte die Frage sein, wie es dazu kam, dass Unaufmerksamkeit wie auch Hyperaktivität nicht nur als krankhaft, sondern darüber hinaus sogar als Symptom einer definierten und mit einem eigenen Namen versehenen Krankheit angesehen wurden und so zu einem Thema der ärztlichen Kommunikation wurden. Ganz sicher sind Unaufmerksamkeit und Unruhe von Schulkindern alles andere als ein modernes Phänomen. So gehörte noch im 17. Jahrhundert ein zumindest heute nur als chaotisch zu bezeichnender Schulunterricht offensichtlich zur Normalität.

Spätestens seit dem ausgehenden 18. Jahrhundert beanspruchten Ärzte auch in der Sache der Erziehung eine Expertise für sich.[26] Einen solchen Anspruch erhob denn auch der österreichische, in Berlin tätige Kinderarzt Adalbert Czerny bereits mit dem Titel seines Buch „Der Arzt als Erzieher des Kindes" (1908), das allein in Deutschland mit über zehn Auflagen zum Bestseller avancierte. In Form von Vorlesungen reklamierte hier ein Arzt, mithin ein Spezialist für die Belange eines maladen Körpers, seine Eignung auch als Erziehungsratgeber und Erziehungshelfer. Die in diesem Buch dargelegte Beschreibung des „überreizten Kindes" entspricht weitgehend den heutigen diagnostischen Kriterien einer ADHS. So werden als Symptome aufgezählt: Großer Bewegungsdrang, mangelnde Ausdauer im Spiel und bei jeder Beschäftigung, Unfolgsamkeit und mangelhafte Konzentrationsfähigkeit der Aufmerksamkeit beim Unterricht.

Lange Zeit wurde, zumindest in der englischsprachigen Literatur, der englische Kinderarzt Frederic Still (1868–1941) als Erstbeschreiber des Störungsbildes ADHS gewürdigt. In seinen „Goulstonian Lectures" aus dem Jahre 1902 stellte er insgesamt 43 auffällige Kinder vor, deren Verhalten er als aggressiv, unehrlich, verlogen und gemein beschrieb. Zudem würden diese Kinder ihre Aufmerksamkeit nicht über längere Zeit auf eine Sache richten können. Diese Verhaltensauffälligkeiten seien Zeichen eines generellen „morbid defect of moral control" auf, wobei Still unter „moral control" im Einklang mit den damaligen pathogenetischen Überzeugungen eine überwiegend biologisch fundierte Fähigkeit zur willentlichen Impulskontrolle verstand. Dieser als erblich bedingt postulierte krankhafte Zustand bestünde entweder schon von Geburt an oder könne sich auch erstmals im Kindesalter bemerkbar machen als Folge eines Traumas oder einer Infektion. Die intellektuelle Ausstattung der betreffenden Kinder, bei denen es sich im Übrigen weit häufiger um Jungen als um Mädchen handele, beschrieb Still als unauffällig. Diese so beschriebenen Kinder dürften heute am ehesten zusätzlich zu ihrer ADHS als komordide Diagnose eine dissoziale Störung des Sozialverhaltens erwarten können.

---

26 Hierzu die Dissertation von Hans-Chr. Foerster (1980): „Unruhige Kinder in der deutschen Pädiatrie und Kinderpsychiatrie zwischen 1760 und 1980".

Die Begriffe „moralischer Schwachsinn“ oder „moralisches Irresein“ fanden auch in der deutschsprachigen Psychiatrie Verwendung, so auch bei Hermann Emminghaus (1845–1904), einem Psychiater, der für die Etablierung der Kinderpsychiatrie in Deutschland maßgeblich verantwortlich war (Gerhardt/Blanz 2003). Auch diese Begriffe zielten auf normabweichendes, dissoziales bzw. psychopathisches Handeln.

Wie Still diskutierte auch der britische Neuropsychiater Alfred Frank Tredgold (1870–1952) die Möglichkeit, dass geringfügige pränatale Hirnschädigungen, auch wenn sie nicht unmittelbar nachweisbar seien, eine Störung der Aufmerksamkeitsfunktion nach sich ziehen und in der Folge zu Problemen in der Schule führen könnten (Tredgold 1908). Diese Sichtweise erfuhr Unterstützung, als im Zuge der Enzephalitis-Epidemie der Jahre 1917 und 1918 eine Reihe von Kindern im Anschluss an ihre Gehirnentzündung ähnlich wie oben beschriebene Verhaltensauffälligkeiten entwickelte, die folglich als Symptome einer postenzephalitische Hirnschädigung zu deuten waren.

1932 veröffentlichten die beiden deutschen Ärzte Franz Kramer und Hans Pollnow in der „Monatsschrift für Psychiatrie und Neurologie“ eine klinisch-empirische Arbeit mit dem Titel „Über eine hyperkinetische Erkrankung im Kindesalter“. Die Autoren berichteten hier von einer Reihe sechsjähriger Kinder, die eine extreme Unruhe aufwiesen, alles anfassen mussten, unkontrolliert tobten, wobei sie immer wieder auch in Gefahr gerieten. Ihre Widersetzlichkeit würde eine geordnete Beschulung unmöglich machen. – Aus deutscher Perspektive sollte auf das besondere Schicksal dieser Arbeit und ihrer Autoren eingegangen werden. Beide, Franz Kramer (1878–1967) and Hans Pollnow (1902–1943), waren Juden. Während es Kramer, wenn auch mit Mühen, gelang, in den Niederlanden Aufnahme zu finden und dort zu überleben, wurde Pollnow im Jahre 1943 im KZ Mauthausen ermordet, nachdem er in Frankreich, wohin er geflüchtet war, von der Gestapo verhaftet worden war. Ihrer beider Buch, in dem sie das Störungsbild des Hyperkinetischen Syndroms genau beschrieben und dabei auch auf die damit verbundenen Erziehungsprobleme eingingen, erlitt ein tragisches Schicksal. Erst erwies es sich im deutschen Wissenschaftssystem wegen der nicht-arischen Abstammung seiner Verfasser als nicht anschlussfähig. Später, nach dem Zweiten Weltkrieg, widerfuhr dem Werk das gleiche Los, diesmal wegen seiner deutschsprachigen Abfassung. In der Folge geriet das Buch in Vergessenheit und wurde erst Jahrzehnte später wiederentdeckt (Rothenberger/Neumärker 2005).

Nachdem sich im Zweiten Weltkrieg beobachten ließ, dass hirnverletzte Soldaten immer wieder über Konzentrationsschwächen klagten sowie eine motorische Hyperaktivität entwickelten, erschien die Vermutung hinreichend plausibel, solche Symptome auch des Kindesalters auf eine Schädigung des Gehirns zurückzuführen. Da aber eine solche Läsion in der Regel nicht nachzuweisen war, wurde 1960 die diagnostische Formulierung dieses Störungsbildes von „Minimal Brain Damage" hin zu „Minimal Brain Dysfunction" geändert. Diese Diagnose einer Minimalen cerebralen Dysfunktion, abgekürzt als MCD, machte in der Folge auch in Deutschland Karriere, bis sie von Günter Esser und Martin H. Schmidt (1987) durchaus gegen anfänglichen Widerstand, letztlich aber doch erfolgreich und nachhaltig dekonstruiert wurde. Den Autoren gelang der Nachweis, dass bei diesem vermeintlichen Syndrom die für ein Syndrom geforderte regelhafte Verknüpfung spezifischer psychopathologischer Symptome nicht aufzufinden ist. Umso mehr muss sich die Frage stellen, warum sich das MCD-Konzept „trotz seiner offensichtlichen und zumindest aus nosologischer Sicht vernichtenden Schwächen solcher Beliebtheit" (Schmidt 1992) erfreute, die sich in der Bundesrepublik etwa in Elterninitiativen, in Sonderklassen für solchermaßen diagnostizierte Kinder oder gar in der Institutionalisierung sogenannter „MCD-Schulen" dokumentierte. Hinzuweisen ist in diesem Zusammenhang überdies, dass die Angaben zur Häufigkeit dieser Diagnose MCD denen zur Prävalenz der heutigen Diagnose ADHS weitestgehend entsprechen.

Die referierten, unterschiedlichen diagnostischen Bezeichnungen verdanken sich auch den Bemühungen der amerikanischen psychiatrischen Fachgesellschaften, für alle psychischen Störungen spezifische diagnostische Kriterien aufzustellen als Grundlage für eine eindeutig verwendbare Klassifikation, um so den begrifflichen Wirrwarr zu beenden, der den wissenschaftlichen Fortschritt und somit auch die Patientenversorgung erheblich behinderte. Dabei kam dem von der Amerikanischen Psychiatrischen Gesellschaft (APA) herausgegebenen „Diagnostic and Statistical Manual of Mental Disorders" (DSM) zentrale Bedeutung zu. In dem DSM-II, dem im Jahr 1968 erschienenen 2. Auflage dieses Manuals wurde die Bezeichnung „Hyperkinetische Reaktion im Kindesalter" eingeführt, wobei diese Störung insbesondere durch die Symptome Unaufmerksamkeit und Hyperaktivität definiert wurde. Das im Jahre 1980 veröffentliche DSM-III, welches die jeweiligen psychischen Störungen nicht mehr nur beschreiben, sondern diese auch nach möglichst spezifischen diagnostischen Kriterien klassifizieren sollte, relativierte dann die Bedeutung der Hyperaktivität bei dieser Störung. Folglich wurde diese in Aufmerksamkeitsdefizitstörung umbenannt. Seit Erscheinen der revidierten Fassung des DSM-III im Jahre 1987 findet sich die Diagnose Attention Deficit Hyperactivity Disorder (ADHD), wobei seinerzeit noch die Möglichkeit eingeräumt wurde, zwischen den beiden Subtypen mit oder ohne Hyperaktivität zu differenzieren. In der seit Mai 2013 gültigen 5. Auflage, dem DSM-5, dessen Konzept dem der ICD-11 weitestgehend gleicht, wurden mehrere, eher geringfügige Änderungen vorgenommen. So werden, wie in Kapitel 3 bereits ausgeführt, drei Erscheinungsformen genannt, der unaufmerksame, der hyperaktiv-impulsive sowie der kombinierte Typ.

Auch wenn es gegenwärtig wissenschaftspolitisch durchaus korrekt ist, grundsätzlich psychische Störungen wie überhaupt jedwedes menschliche Erleben und Handeln als Resultat eines multifaktoriellen bzw. multideterminierten Geschehens aufzufassen, wird die ADHS derzeit gewissermaßen offiziös als sogenannte „neurodevelopmental disorder", als eine Entwicklungsstörung des Gehirns angesehen, mithin als eine Störung oder Krankheit, bei deren Verursachung neurobiologischen Faktoren die größte Bedeutung beigemessen wird. Dieser diagnostischen Gruppe werden neben der ADHS auch Störungen aus dem Autismusspektrum, Zustände intellektueller Behinderung wie auch die Zerebralparese zugeordnet. Für die Diagnose ADHS muss allerdings konstatiert werden, dass es bislang nicht gelungen ist, valide neurobiologische Kennzeichen, sogenannte „Marker" oder andere objektive Kriterien zu finden, welche die Diagnose ADHS erhärten könnten (Drechsler et al. 2020).

Die klassifikatorischen Bemühungen der letzten Jahrzehnte wurden zweifellos mitbeeinflusst durch psychopharmakologische Entwicklungen. Dabei verdankt sich allerdings der Einsatz von Stimulanzien bei der Behandlung der kindlichen Unaufmerksamkeit und/oder Hyperaktivität einem Zufall. So bemerkte im Jahre 1937 der amerikanische Arzt Charles Bradley zu seiner Überraschung, dass sich einige seiner jungen Patienten, die er wegen Kopfschmerzen mit Amphetamin behandelte, im Verlauf dieser Therapie insgesamt ruhiger verhielten und überdies in der Schule mit besseren Leistungen aufwarteten (Kölch et al. 2012).

Im Nachhinein lässt sich festhalten, dass die jahrzehntelangen nomenklatorischen Anstrengungen nicht unbedingt zu einer differenzierteren Erfassung der unterschiedlichen Problemkonstellationen geführt haben. Eher dürfte das Gegenteil der Fall sein. Worauf auch schon die enorme Steigerung bei den Daten zur Prävalenz verweist, wird die diagnostische Formulierung ADHS weithin zur Feststellung kindlicher Ungezogenheit und Unartigkeit verwendet, geradezu als Synonym für die Nicht-Diagnose „Problemkind" oder „Sorgenkind".

3.7 Ätiologische Vorstellungen

Wie die Geschichte zeigt, gab es bereits im 18. Jahrhundert erste Versuche, die Probleme, zu denen es anlässlich der Erziehung unartiger, unruhiger und unaufmerksamer Kinder kommt, zur Sache der Medizin zu machen. Diese frühe Form einer Medikalisierung blieb aber für lange Zeit folgenlos. Der Medizin jener Zeit fehlten schließlich die geeigneten Mittel, um solche Verhaltensstörungen zu kurieren, auch wenn sie sich unter Anleihe bei der Philosophie als „Heilkunst" stilisierte. In heutiger Zeit dagegen verfügt das funktional differenzierte Medizinsystem doch über erheblich größere therapeutische Möglichkeiten und Ressourcen.

Auch bei der ADHS wird allen Bekenntnissen zu einer biopsychosozialen Interdisziplinarität zum Trotz doch zumeist biologischen und hierbei erblichen Faktoren die größte Bedeutung beigemessen im Sinne eines letztlich biomedizinischen Ansatzes. Dabei sind die zugrundeliegenden genetischen Mechanismen selbst noch weitgehend ungeklärt nicht zuletzt aufgrund erheblicher methodischer Probleme. Solange die ADHS-Diagnose nicht ausreichend valide und reliabel zu stellen ist, können die Ergebnisse der genetischen Studien zu dieser Störung jedenfalls auch nur vorläufig sein. Sicherlich hat man davon auszugehen, dass mehrere oder gar viele Gene beteiligt sind, von denen jedes einzelne Gen nur einen geringen Einfluss ausüben dürfte (Kranz/Grimm 2023). Ein solches Postulat ist kompatibel zur Auffassung, dass bei der ADHS jeweils eine extreme Ausprägung bei den grundsätzlich kontinuierlich verteilten Merkmalen Aufmerksamkeit, Impulsivität und Hyperaktivität vorliegt.

Auch ist bei allen genetischen Varianten die Bedeutung von Umwelteinflüssen zu berücksichtigen. Hier hat die Forschung das Problem zu lösen, wie sich mögliche Umwelteinflüsse wie etwa kritische Lebensereignisse einvernehmlich definieren lassen, da doch scheinbar gleiche Ereignisse immer wieder durchaus als unterschiedlich bedeutsam erlebt werden. Das betrifft auch die Interaktionen zwischen dem jeweiligen Genotyp und Risikofaktoren seitens der Umwelt oder auch die sogenannten „epigenetischen Mechanismen", welche die Genexpression und damit auch die Hirnentwicklung bei unveränderter DNA-Sequenz beeinflussen können (vgl. Cecil/Nigg 2022).

In ihrer umfangreichen, durchaus als autoritativ geltenden Übersichtsarbeit über den wissenschaftlichen Fortschritt in der ADHS-Forschung führen Sonuga-Barke et al. (2023, S. 514) aus:

> "Paradoxically, if anything, however, these advances can lead to the sense that we are farther than ever away from fully understanding ADHD. This is because they have revealed just how complex and heterogeneous are the genetic and environmental influences as well as the psychobiological processes involved in ADHD."

In der Tat ist die Frage nach Ursachen immer komplex. Das lässt sich auch an dem Störungsbild der ADHS unschwer veranschaulichen. So kommt gerade für die Unaufmerksamkeit eines Schulkindes doch Vieles aus den verschiedenen Wissensbereichen als Ursache in Betracht. Sich eine Übersicht über die möglichen Wirkfaktoren verschaffen zu wollen, komme daher einer Mammutaufgabe gleich (Kittel-Schneider 2023). Schließlich lassen sich jeder Ursache immer unendlich viele Wirkungen wie auch jeder Wirkung unendlich viele Ursachen zuschreiben.

Dabei erweist sich auch im Fall der ADHS die Ursachenforschung insofern als interessengeleitet, als von ihr gerade Argumente für die Notwendigkeit ärztlicher und insbesondere pharmazeutischer Interventionen erwartet werden im Sinne einer Medikalisierung (vgl. Kap. 7). So wird von neurobiologischer Seite auf einen gestörter Neurotransmitter-Stoffwechsel hingewiesen. Genetische Ursachen wurden bereits erwähnt. Allerdings ist hierbei der Zusammenhang zwischen einer anormalen DNS-Sequenz und einer gestörten Aufmerksamkeitsfunktion derzeit noch keineswegs geklärt. Auf sozialer Seite ließe sich verweisen auf konfliktuöse familiäre Verhältnisse, etwa auf ein chronisches Streitklima oder eine drohende Trennung der Eltern, welche es dem Kind erschweren, die Aufmerksamkeit auf schulische Aufgaben zu konzentrieren, auf einen langweiligen Unterricht, der die Aufmerksamkeit des Schulkindes nicht zu wecken vermag, oder aber auch auf einen zu anspruchsvollen Schulunterricht, der manche Schulkinder überfordert und diese dazu bringt, „abzuschalten". Auch können psychologische Risikofaktoren wie etwa eine unzureichende intellektuelle Ausstattung kausal wirksam sein. Erziehungseinflüssen wird dagegen gegenwärtig in der Wissenschaft eine eher geringe Bedeutung beigemessen. Der elterliche Erziehungsstil und dabei insbesondere die Anpassungsfähigkeit der Eltern an die Besonderheiten ihrer Kinder dürften allerdings den Umgang mit den kindlichen Problemen und damit den Verlauf der Problematik durchaus beeinflussen.

Die Reihe der möglichen Ursachen ließe sich ad infinitum fortsetzen. Da sich niemals alle kausal wirksamen Faktoren auf einmal untersuchen, geschweige denn beeinflussen lassen, hat man auszuwählen, welche der Ursachen man in den Blick nimmt in der Annahme ihrer besonderen Relevanz. Der Beobachter entscheidet also darüber, welche Faktoren er speziell berücksichtigen will. Hat man es mit Aussagen zur Kausalität zu tun, hat man also den Beobachter zu beobachten, wie dieser das Kausalschema verwendet (Luhmann 1997, S. 1011). So wird gegenwärtig auch im Fall der ADHS biologischen Faktoren das größte Gewicht innerhalb des Ursachenbündels zugeschrieben. Dementsprechend wird auch zumeist das biologische System, also der Körper, für den am ehesten erfolgversprechenden Systembezug gehalten. Folglich gilt die medikamentöse Behandlung als Therapiemethode der Wahl.

Dennoch ist auch bei der Diskussion der ADHS davon auszugehen, dass eine problematische psychische Entwicklung immer als Resultat eines Zusammenspiels individueller Vulnerabilitätsfaktoren mit Belastungsfaktoren von Seiten der Umwelt rekonstruiert werden muss. Daher hat man die Bedeutung von Befunden aus ganz unterschiedlichen Wissensbereichen anzuerkennen. Angesichts der Komplexität dieser Datenlage muss es allerdings schwerfallen, ein kohärentes Modell zu schaffen, das all diese Befunde zu integrieren vermag. Bei der funktionalen Analyse, die im Folgenden vorgestellt wird, handelt es sich um eine

Methode, welche über die das Risiko vermittelnden Mechanismen und Prozesse aufklären kann.

4 Funktionale Analyse und Systemtheorie der Gesellschaft

4.1 Die Methode der funktionalen Analyse

Der funktionalen Analyse, die sich an dem Schema Problem / Problemlösung orientiert, kommt in der differenztheroretischen Systemtheorie Luhmannscher Prägung zentraler Stellenwert zu (Luhmann 1984, S. 83 ff.). Diese Theorietechnik begreift ein auffälliges oder störendes Verhalten in erster Linie nicht als ein Problem, das zur Suche nach möglichen Problemlösungen auffordert, sondern als einen, wenn auch suboptimalen, Problemlösungsversuch. Die funktionale Analyse fragt mithin nach der Funktion eines bestimmten Verhaltensmusters, also danach, welches Problem auf diese Weise gelöst werden soll. Gelingt es, das gestörte und störende Verhalten als einen sinnhaften Anpassungsversuch an eine problematische Situation zu verstehen, dann sollte ein solches Verständnis die Suche nach funktional äquivalenten Alternativen anleiten können. Diese alternativen Verhaltensstrategien lassen sich daher ebenfalls zur Problemlösung einsetzen. Sie sollten aber im Vergleich zu den als auffällig, störend oder gar krank, jedenfalls negativ konnotierten Verhaltensmustern weniger Nachteile aufweisen und vor allem die individuellen Entwicklungsmöglichkeiten der betreffenden Person weniger einschränken. Die negativen Folgen der vordem zur Problemlösung eingesetzten Verhaltensstrategien zeigen sich nämlich nicht zuletzt daran, dass sie zu weiteren Problemen führen, wodurch sich ein Teufelskreis bzw. eine „Teufelsspirale“ etabliert.

Ausgangspunkt des von Niklas Luhmann ausgearbeiteten differenztheoretischen Konzeptes selbstreferentieller und autopoietischer Systeme ist nicht das System für sich, sondern die Unterscheidung von System und jeweils systemeigener Umwelt. Autopoietische[27] Systeme reproduzieren sich selbst im Unterschied zu allopoietischen Systemen, etwa Maschinen, indem sie die Elemente, aus denen sie bestehen, und ihre Strukturen ausschließlich mithilfe eben dieser Elemente selbst herstellen. Autopoietische Systeme sind geschlossen und offen zugleich. Aufgrund ihrer operativen Geschlossenheit sind sie vonseiten ihrer Umwelt nur nach Maßgabe ihrer jeweils eigenen Organisation und Struktur beeinflussbar. So bestimmt die Struktur des Systems, was in seiner Umwelt als informativ und bedeutungsvoll gilt. Insofern lässt sich ein autopoietisches System auch nicht von außen verändern, höchstens zerstören. Es kann sich allerdings von seiner

27 altgriech.: „autos“ = selbst; „poiein“ = machen

Umwelt irritieren lassen und diese Irritationen zum Anlass nehmen, seine Strukturen zu verändern und d. h. zu lernen. Da es mit all seinen Operationen immer auch seine Grenze selbst herstellt, wird es an seine Umwelt immer angepasst sein müssen. Mithin ist ein solches System, wiewohl autonom, aber keineswegs autark oder kausal isoliert, sondern zur Aufrechterhaltung seiner Reproduktion auf die Ressourcen und Anregungen von Seiten seines Kontextes angewiesen. Während das biologische System für psychische Systeme die notwendige Basis darstellt, bedingen sich das psychische wie auch das kommunikative System wechselseitig. So kommt keine Kommunikation zustande ohne die Beteiligung psychischer Systeme. Umgekehrt ist insbesondere für die Ausbildung des psychischen Systems die Beteiligung an Kommunikation notwendige Voraussetzung. Aber auch später ist die Psyche ohne Anschluss an ein kommunikatives System nur über eine begrenzte Zeitspanne funktionsfähig.

Die autopoietischen Systeme unterscheiden sich in der Operationsweise ihrer Reproduktion. Biologische Systeme tun dies über den Modus des Lebens, indem sie materielle Grenzen bilden. Psychische Systeme reproduzieren sich über mentale Akte wie Gedanken, Vorstellungen oder Gefühle, soziale Systeme ausschließlich über Kommunikationen. Um sich von ihrer Umwelt abgrenzen zu können, müssen sie ihre eigenen Operationen selbstreferentiell stets aufeinander beziehen. Hierbei muss aber immer etwas unterschieden und bezeichnet werden. Es muss stets um etwas außerhalb des Systems Befindliches gehen, in der Kommunikation um ein Thema oder um einen Sachverhalt, beim psychischen System um Wahrnehmungen oder Vorstellungen. So lässt sich nicht und nichts wahrnehmen, ohne ein Objekt wahrzunehmen, nicht denken, ohne an etwas zu denken, und nicht kommunizieren, ohne über ein Thema zu kommunizieren. Darauf bezieht sich der Begriff der Fremdreferenz.

4.2 Sozialisation und Erziehung

Sozialisation lässt sich als die Entwicklung des psychischen Systems in seinem sozialen Kontext definieren. Das psychische System als ein autopoietisches System sozialisiert sich selbst anlässlich der Kommunikation seiner sozialen Umwelt, anfangs der Erziehung. Bei Erziehung, die darauf abzielt, ein psychisches System, nämlich das des Kindes, zu verändern, handelt es sich um eine spezielle Form der Kommunikation. Wie bei jeder Kommunikation, lässt sich auch bei der erzieherischen Kommunikation unterscheiden zwischen einer Information und deren Mitteilung, wobei es sich sowohl bei der Information als auch der Mitteilung um jeweils kontingente, sinnhafte, d. h. als grundsätzlich auch anders mögliche Selektionen handelt. Wie bei jeder Kommunikation muss der Unterschied zwischen dem Informationswert des Inhalts und den Gründen, weswegen der Inhalt mitgeteilt wird, erfasst werden. Ansonsten liegt nur Wahrnehmung vor (Luhmann 1995a, S. 115), bei der es sich um die basale Operation des psychischen Systems handelt. Die differenzialistische Systemtheorie geht davon aus, dass psychische und kommunikative Systeme strikt getrennt operieren. So können psychische Systeme nicht kommunizieren, sondern sich Kommunikation lediglich fremdreferentiell vorstellen, während soziale System nicht denken, wohl aber in ihrer Kommunikation psychische Systeme fremdreferentiell thematisieren können.

Wenn jedes System ausschließlich immer nur systemintern über seine Operationen verfügen kann, muss sich die Frage stellen, wie sich die offensichtlich doch bestehenden Beziehungen zwischen den autonomen und strukturdeterminierten Systemen von kindlicher Psyche und sozialem System der Familie denken lassen. Hierauf beziehen sich die Begriffe strukturelle Kopplung und Interpenetration. Zwei Systeme sind demnach strukturell gekoppelt, wenn sie sich wechselseitig irritieren und sich irritieren lassen, dies allerdings nur hochselektiv in einer schmalen Bandbreite, da andernfalls ihre Autopoiesis gefährdet würde. Ein System darf schließlich nicht auf alle Umweltereignisse reagieren müssen. Sonst wäre seine Anpassungsfähigkeit schnell überschritten. Als Interpenetration lässt sich eine Konstellation bezeichnen, bei der zwei Systeme sich wechselseitig Komplexität zum Aufbau des jeweils eigenen Systems zur Verfügung stellen (vgl. Luhmann 1977). So sind beispielsweise soziale Systeme darauf angewiesen, dass in ihrer Umwelt psychische Prozesse stattfinden. Psychische Systeme hingegen sind bereits bei ihrer Entstehung an eine Beteiligung an der Kommunikation sozialer Systeme gebunden (vgl. Schleiffer 2012a). Später profitieren etwa Schulkinder von einem guten Unterricht ebenso, wie umgekehrt der Schulunterricht von der Beteiligung motivierter Schulkinder profitiert.

Erziehung, bei der es zur strukturellen Kopplung von kommunikativem und psychischem System kommt, hat es hierbei mit einem grundsätzlichen Problem zu tun. Als autopoietisches, sinnhaft operierendes System ist das psychische System nicht mit einer „trivialen Maschine“ (von Foerster 1987) zu vergleichen, die wie etwa ein Getränkeautomat auf die gleiche Eingabe von außen immer auf die gleiche Weise reagiert und dies auch tun sollte. Vielmehr lässt sich die Psyche, wenn überhaupt, nur mit einer nicht-trivialen Maschine vergleichen, deren Reaktionen von ihren jeweiligen inneren Zuständen, d. h. von ihrer Lerngeschichte und damit von dem sich während der Biografie stets ändernden Selbstkonzept bestimmt werden. Das Verhalten eines solchen nicht-trivialen Systems ist daher grundsätzlich nicht vorhersehbar. Wie Niklas Luhmann (1987) anmerkt, können Pädagog:innen es sich allerdings nicht leisten, ihre Zöglinge stets als nicht-triviale Systeme zu behandeln. Schließlich sind sie auf Ergebnisse, auf Erfolge ihrer Erziehungsbemühungen angewiesen. Um sich für ihre alles andere als triviale Tätigkeit des Erziehens motivieren zu können, müssen Erzieher:innen erwarten dürfen, dass die Kinder gegen die ihnen zugemutete Erziehung nicht intervenieren, sondern sich Erziehung zumindest gefallen lassen und insofern eine Selbsttrivialisierung vornehmen. Mit anderen Worten: Professionelle wie auch „natürliche“ Erzieher:innen sind gleichermaßen davon abhängig, dass sich die Kinder von ihnen erziehen lassen.

4.3 Funktionale Differenzierung

Erziehung lässt sich mit Niklas Luhmann (1987) als „absichtsvolle Kommunikation“ definieren, wobei die Absicht darin besteht, das Kind über die Vermittlung von Wissen und Fertigkeiten zur Teilnahme an der Kommunikation in den unterschiedlichen funktional ausdifferenzierten Teilsystemen der Gesellschaft zu befähigen. In der modernen, funktional ausdifferenzierten Gesellschaft bedeutet dies, dass ein wohlerzogenes Kind in der Lage sein soll, sich an der Kommunikation in den unterschiedlichen funktional ausdifferenzierten Teilsystemen der Gesellschaft wie etwa dem Wirtschaftssystem, dem Rechtssystem, dem politischen System, dem Wissenschaftssystem, der Kunst und Religion oder dem Medizin- bzw. Krankenversorgungssystem zu beteiligen. Im Gegensatz zur traditionellen Gesellschaft, in der Geburt und Familie, also Standes- und Schichtzugehörigkeit, den Lebenslauf entscheidend bestimmten, haben in der Moderne alle Gesellschaftsmitglieder die Möglichkeit, sich an allen Sozialsystemen angemessen zu beteiligen. Die Gesellschaft knüpft diese Inklusion allerdings an die Bedingung, dass sich ihre Mitglieder die in den Funktionssystemen jeweils geltenden systemspezifischen Kommunikationsregeln auch zu eigen machen und sie befolgen. Folglich besteht auch anlässlich der Teilnahme an der Kommunikation in diesen Systemen auch nicht die Chance, dort als ganze Person adressiert zu werden, d. h. als eine Person, deren kommunikative Beiträge von vornherein für bedeutsam und beantwortbar erachtet werden. Eine solche umstandslose Adressierung lässt sich in der modernen Gesellschaft lediglich in der Familie erwarten. Die Familie, für die ein hohes Maß an Personorientierung charakteristisch ist, wird somit zum Generator von Individualität und Vollpersonalität (Burkart 2005). Hierbei kommt gerade der familiären Früherziehung die Funktion zu, das Kind vorzubereiten auf den durchaus schmerzvollen Verzicht auf eine kommunikative Adressierung als Vollperson, wie er doch unvermeidlich mit der Teilnahme an den unterschiedlichen Kommunikationssystemen der Gesellschaft verbunden ist.

Um die Möglichkeit wahrzunehmen, sich an den jeweiligen Kommunikationsprozessen zu beteiligen, etwa entweder in der professionellen Leistungsrolle als Arzt oder Ärztin, als Lehrkraft oder als Psychotherapeut:in oder in der Komplementärrolle als Patient:in, Schulkind oder Klient:in, müssen die jeweiligen kommunikativen Operationen als systemzugehörig identifiziert werden können. Diese Aufgabe erfüllt eine für jedes System spezifische binäre Codierung (Luhmann 1997, S. 359 ff.). So fungiert etwa als zentrale Unterscheidung im Medizinsystem der binäre Code „krank/gesund", im Rechtssystem der von „recht/unrecht" oder im Wissenschaftssystem der von „wahr/unwahr". Für das Erziehungssystem erweist sich die Bestimmung dieses Codes allerdings als schwierig. Der selektierende Code „besser/schlechter" dürfte sicherlich nicht für den gesamten Bereich des Erziehungssystems gelten. Schließlich ist die Funktion von schulischer Erziehung nicht auf die ungeliebte Selektion zu reduzieren, wiewohl immer deutlicher wird, dass die Schulkarriere und insbesondere der Schulabschluss die Chancen für die spätere Teilhabe an der Gesellschaft zwar nicht determiniert, aber dennoch stark beeinflusst. Daher schlägt der Erziehungswissenschaftler Jochen Kade (1997, S. 50) als Code für das Erziehungssystem, in dem es um die Vermittlung von Wissen und Werten geht, das Dual „vermittelbar/nicht-vermittelbar" vor. Dabei entspricht der Unterscheidung von Vermittlung durch die Erzieher:innen und Aneignung seitens der Adressat:innen dieser pädagogischen Kommunikation die Unterscheidung von kommunikativem und psychischem System. Ob eine in der pädagogischen Kommunikation geäußerte Information vermittelbar ist oder nicht, hängt dabei von der Aufnahmebereitschaft des psychischen Systems des Kindes oder Jugendlichen ab und ist daher auch nie sicher vorhersehbar. Für Erzieher:innen wird dies zum Problem, da Pädagogik nicht darauf verzichten kann, Ziele erreichen zu wollen, schon um die Eltern zufrieden zu stellen. Kinder haben gewissermaßen als Zwangsmitglieder des Erziehungssystems erzogen zu werden.

Erziehung findet zumindest im Kindes- und Jugendalter auch heute noch fast ausschließlich in Interaktionssystemen statt, d. h. unter körperlich Anwesenden. Die Tatsache, dass bei körperlicher Anwesenheit die Wahrnehmung reflexiv wird – jede Person kann nun wahrnehmen, dass sie wahrgenommen wird – lässt die jeweilige Investition von Aufmerksamkeit bedeutsam werden. Schon von daher erweist sich die erzieherische Kommunikation als ausgesprochen reproduktionsfähig. Als Interaktion tendiert sie dazu sich fortzusetzen. Schließlich ist es kaum möglich, sich kommentarlos, „einfach so" der Interaktion mit einem Anwesenden zu entziehen, erst recht nicht, wenn noch wie bei der Erziehung ein Machtgefälle besteht.[28] Dabei bietet die Interaktion auch die Möglichkeit, gerade über eine bewusste Steuerung der Aufmerksamkeit die jeweilige Beziehungsqualität zu kommentieren. So lässt sich Aufmerksamkeit zollen, schenken, widmen, erre-

28 Bekanntlich lässt sich zumindest in der interaktional verfassten Kommunikation daher nicht nicht kommunizieren (vgl. Watzlawick 2016).

gen, aber auch versagen. Anlässlich einer Interaktion wie etwa der des Schulunterrichts kann man „ganz Ohr“ sein oder lässt „die Ohren auf Durchzug stellen“.

In der modernen funktional differenzierten Gesellschaft teilen sich zwei Funktionssysteme die Aufgabe der Erziehung. Es sind dies die Familie sowie das professionelle Erziehungssystem mit seiner zentralen Organisation der Schule (Tyrell/ Vanderstraeten 2007). Dabei dürfte Erziehung immer schon Aufgabe der Familie gewesen sein, während die Wissensvermittlung später zur Sache der Schule wurde. Erst Anfang des 19. Jahrhunderts wurde der Schule die Aufgabe zugewiesen, zusätzlich zur Belehrung auch Erziehung zu betreiben. Mit der Konzipierung eines solchen „erziehenden Unterrichts“ wurde dann die neue Schulpädagogik betraut (Luhmann 1997, S. 951). Die Ausdifferenzierung des Schulsystems ist für Luhmann „ein letzter Fall der Auflösung der multifunktionalen Rolle der Familien- und Verwandtschaftssysteme der Gesellschaft“, wodurch die Familie „auf eine Vorbereitungs- und Begleitfunktion reduziert“ würde (Luhmann 2002, S. 111).

Dabei sind die Beziehungen zwischen diesen beiden Erziehungsinstanzen keineswegs spannungsfrei, sondern können durchaus auch konkurrierend „gegenläufig zueinander operieren“ (Stichweh 2007, S. 116). So wird etwa darüber debattiert, wie viel an Erziehung von der Familie bzw. der Schule füglich zu erwarten sei. Um auf die Adressierung als Vollperson in den unterschiedlich operierenden Funktionssystemen der Gesellschaft verzichten zu können, bedarf es eines ausreichenden Maßes an Selbstsicherheit. Dieses dem Kind zu vermitteln, ist Aufgabe der Familie. Eine ausreichend liebevolle familiäre Kommunikation bietet dem Kind die besten Voraussetzungen, dass es seine Inklusionschancen in Bezug auf die unterschiedlichen Funktionssysteme nutzen kann. Kinder und Jugendliche, die diese Erfahrung in ihren Familien nicht haben machen können, werden nicht genügend selbstdiszipliniert ihre Verhaltensmöglichkeiten einschränken können und wollen. In Ermangelung ausreichender sozialer Kompetenz werden sie in der Schule ihren professionellen Erzieher:innen Schwierigkeiten bereiten. Diese tun sich dann schwer, einem solchermaßen ungezogenen, vielleicht unzureichend erzogenen, jedenfalls erziehungsschwierigen Schulkind Wissen und Bildung zu vermitteln.

Von pädagogischer Seite wird daher gefordert, die Familie wieder mehr in die Pflicht zu nehmen. Die Eltern sollen ihre Erziehungsaufgaben nicht an die Schule delegieren dürfen in der Erwartung, vom professionellen Erziehungssystem eine möglichst frühzeitige Entlastung von den Erziehungsaufgaben zu erhalten als Voraussetzung für eine konfliktarme Teilnahme am Wirtschaftssystem. Vielmehr habe die Familie ihre Kinder so zu erziehen, dass es der Schule wieder ermöglicht würde, ihrer eigentlichen Aufgabe der Wissensvermittlung nachzukommen (vgl. Giesecke 1996). Im nächsten Kapitel soll die These expliziert werden, dass der

Häufigkeitsanstieg der ADHS ein Indiz dafür ist, dass dies vielen Familien nicht gelingt. Unzureichend vorbereitet auf den Besuch der Schule wird für das Kind die Transition von der Familie hin zur Schule zum Problem.

5 Die Unaufmerksamkeit des Schulkindes: Ein komplexes Problem

Wie bereits erwähnt, wird die Diagnose einer Aufmerksamkeitsdefizit- / Hyperaktivitätsstörung, die für gewöhnlich eine psychopharmakologische Intervention mit Stimulanzien nach sich zieht, in Deutschland bei etwa fünf Prozent aller Kinder und Jugendlichen im Alter von drei bis 17 Jahren gestellt. Damit gehört die ADHS zu den häufigsten Problemkonstellationen des Kindesalters, zu deren Lösung eine professionelle Intervention nachgesucht wird.

Bei der Beantwortung der sich aufdrängenden Frage nach den Gründen für die enorm hohe Prävalenz dieser Diagnose ergeben sich eine Reihe von Schwierigkeiten. So handelt es sich bei der Diagnose ADHS keineswegs um eine ausreichend trennscharfe Diagnose. Möglicherweise trägt allerdings aber auch gerade diese Unschärfe zur Beliebtheit der Diagnose ADHS bei, garantiert sie doch eine kommunikative Anschlussfähigkeit für viele Akteur:innen sowohl im Medizin- als auch im Erziehungssystem. So können sich etwa nicht nur die mit den Problemen von und mit unaufmerksamen Kindern professionell befassten Personen in einschlägigen Internetforen an der Diskussion beteiligen.[29] Vielmehr besteht auch für die von der Diagnose ADHS betroffenen Jugendlichen und Erwachsenen die Möglichkeit, sich in diversen ADHS-Selbsthilfegruppen über ihre Erfahrungen austauschen.

Auch fällt es schwer anzugeben, wo genau das Problem zu verorten ist, mit dem es sich zu befassen gilt. Probleme neigen dazu, sich auszuweiten. Immer wieder führen nämlich die gewählten Problemlösungsversuche zu neuen Problemen. In den Worten von Niklas Luhmann (1984, S. 84): „Probleme sind nur dann Probleme, wenn sie nicht isoliert, nicht Stück für Stück bearbeitet und gelöst werden können. Gerade das macht ihre Problematik aus. Es gibt Problem also nur als Problem-Systeme (bzw. als Systemprobleme).“

Dabei ist immer die jeweilige Systemreferenz anzugeben, mit der das Problemsystem beobachtet und diskutiert werden soll. So ist zu unterscheiden zwischen den psychischen Problemen eines aufmerksamkeitsgestörten Kindes, die sich vor allen im Schulunterricht bemerkbar machen, und den kommunikativen Schwierigkeiten, die sich im Unterricht auftun, wenn es gilt, auch einem unaufmerk-

29 Eine Liste von ADHS-Internetforen findet sich: https://www.adhspedia.de/wiki/Liste_von_ADHS-Internetforen_und_Communitys

samen Kind Wissen zu vermitteln. Will man den hybriden Begriff „psychosozial" vermeiden – schließlich gibt es kein separates psychosoziales System – hat man die ADHS sowohl als ein Problem des psychischen Systems als auch als ein soziales Problem zu diskutieren. Zusätzlich wird die Problematik noch somatisiert, d. h. auf den Körper externalisiert. Dieses nunmehr von den erwachsenen Beobachter:innen als neurophysiologisch definierte Problem lässt sich dann als Krankheit medikalisieren. Insofern ist nicht immer eindeutig zu unterscheiden zwischen der Darstellung des Problems und der seiner Problemlösung. Oft lässt sich erst von der Problemlösung auf das zugrundeliegende Problem schließen, wobei sich gerade die Problemlösung als zusätzliches, wenn nicht gar als das gravierendere Problem herausstellt.

Über solch eher allgemeine Gründe hinaus gibt es aber auch spezifische Gründe für den Nutzen dieser Diagnose, der ihre große Popularität begründen könnte. Kein Zweifel kommt dem Gewinnstreben der Pharmaindustrie oder dem sogenannten „medizinisch-industriellen Komplex" („big pharma") im Ursachenbündel für den „Erfolg" der Diagnose ADHS ein gewichtiger Stellenwert zu. Allerdings erscheint die Annahme des Profitstrebens der Pharmaindustrie als wichtigster Ursache doch unterkomplex. Schließlich müsste sich die Frage aufdrängen, weshalb die Probleme, welche die Unaufmerksamkeit von Schulkindern mit sich bringt, sich dermaßen profitabel von der Pharmaindustrie nutzen lassen. Daher erscheint es eher plausibel, dass diese so ungemein populäre Diagnose ADHS nicht nur ein brisantes wie auch hochkomplexes Problem auf den Begriff bringt, sondern dass sie darüber hinaus als explizit medizinisch verfasste Diagnose eine praktikable Problemlösung in Aussicht stellt.

Das Problem besteht darin, dass von dem neuen Schulkind erwartet wird, in der Schule auf den ihm vertrauten familialen Kommunikationsstil zu verzichten als Voraussetzung für eine erfolgreiche Beteiligung an der schulischen Kommunikation. Fällt der Verzicht zu schwer, wird das Kind sich auch mit dem ungewohnten, in der Schule praktizierten Kommunikationsstil schwertun. Schließlich unterscheiden sich diese beide Kommunikationsstile nicht unerheblich. Während die familiale Kommunikation an die Disposition von Aufmerksamkeit keine besonderen Anforderungen stellt, erfordert dagegen eine angemessene Beteiligung an der schulischen Kommunikation die Fähigkeit zur selektiven bzw. fokussierten Aufmerksamkeit. Die funktionale Analyse des aufmerksamkeitsgestörten Verhaltens, welches das zentrale und daher auch namensgebende Symptom für die ADHS ist, kommt zu dem Schluss, dass das betreffende Kind bei seiner Einschulung nicht in der Lage ist, auf den ihm vertrauten familialen Kommunikationsstil zu verzichten. Die Entwicklung einer Aufmerksamkeitsstörung zeigt dann an, dass das Kind stattdessen auch in der Schule den ihm vertrauten Kommunikationsstil bevorzugt, der eben eine fokussierte Aufmerksamkeit nicht oder kaum verlangt. Eine solche Problemlösung wird dann allerdings weitere Probleme schaffen, da die Schule sich schwertut, vis-à-vis eines solchen Kindes ihrer Erziehungsaufgabe nachzukommen.

Diese Probleme anlässlich des Übergangs von der Familie hin zur Schule können sich also in Aufmerksamkeitsstörungen manifestieren, die wiederum die schulischen Leistungen beeinträchtigen. Solche Probleme der Transition können durchaus schwerwiegend sein, da sich der Stellenwert der Schule als Erziehungsinstanz im Vergleich zu dem der Familie in den letzten Jahrzehnten doch deutlich verändert hat. Schulischem Erfolg bzw. Misserfolg kommt heute eine durchaus lebenslaufbestimmende Bedeutung zu im Sinne eines sozialen „Wegweisers“ (Vanderstraeten 2020). Entschied in früheren Zeiten weithin die Schichtzugehörigkeit über die Karriere, so ist heute der Schulabschluss letztlich ausschlaggebend. Dass allerdings die Bildungschancen gerade in Deutschland durchaus schichtabhängig verteilt sind als Ausdruck einer Bildungsungerechtigkeit (Rutter 2021), sollte zu diesem Postulat keineswegs in Widerspruch stehen.

Für diese immer wieder brisanten pädagogischen Aufmerksamkeitsprobleme anlässlich des Übergangs von der Familie hin zur Schule bietet die medizinische Diagnose ADHS eine moralindifferente Begrifflichkeit an, welche die Komplexität dieses Problemsystems reduzieren soll im Sinne einer Medikalisierung (s. Kap. 7). Auch wenn ein Schulkind, welches sich im Unterricht nur mit Mühe konzentrieren kann und durch Unaufmerksamkeit und das Verbreiten von Unruhe auffällt, sich nicht den Erwartungen entsprechend verhält, verbietet sich dennoch eine moralische Be- bzw. Verurteilung, wenn dieses erwartungswidrige und regelverletzende Verhalten als Symptom einer neurophysiologischen Störung oder Krankheit zu gelten hat. In einem solchen Fall lässt sich nämlich seine Unaufmerksamkeit ihm nicht (mehr) als Zeichen von Ungehorsam, Frechheit, Ungezogenheit oder gar Unerzogenheit vorwerfen. Statt Ärger oder gar Empörung sind nun von der frustrierten Lehrkraft Verständnis und Mitgefühl gefordert. Zudem wird ihr eine medizinische Hilfe bei ihren Erziehungsbemühungen versprochen. Insofern wird vom Lehrer oder der Lehrerin eine affektive Neujustierung erwartet, die sicherlich nicht ohne Anstrengungen gelingen dürfte.

5.1 Bedeutung / Funktion von Aufmerksamkeit [30]

Bevor unter einer systemtheoretischen Perspektive versucht werden soll, das Problem zu bestimmen, für welches sich ein aufmerksamkeitsgestörtes und hyperkinetisches Verhalten als Problemlösung eignet, muss hinreichend klar sein, was überhaupt unter Aufmerksamkeit zu verstehen ist und worin deren Funktion besteht. Zur Aufmerksamkeit hieß es etwa in Meyers Lexikon:

> „Aufmerksamkeit, Psychologie: psychischer Zustand gesteigerter Wachheit und Aufnahmebereitschaft, bei dem das Bewusstsein auf bestimmte Objekte, Vorgänge, Gedanken ausgerichtet ist. Die Aufmerksamkeit kann willkürlich (z. B. durch Interessen) gelenkt oder unwillkürlich (passiv) durch Reize erregt werden."

Bei dem Begriff der Aufmerksamkeit handelt es sich um einen derjenigen Begriffe, die verwendet werden in der Annahme, dass sie allen hinreichend geläufig seien. Auch wenn die psychologische Wissenschaft schon von Beginn an sich mit dieser für ihr Fach zentralen Thematik beschäftigt, sind die Konstrukte „Aufmerksamkeit" und „Konzentration" bislang in der Literatur nicht gut definiert. Wie die Diskussion über das Störungsbild der ADHS zeigt, fällt es offenbar leichter, sich über das Vorliegen eines Aufmerksamkeitsdefizits zu verständigen als über den Begriff Aufmerksamkeit selbst. Jedenfalls haben sich noch keine konsensfähigen Definitionen durchgesetzt (Schmidt-Atzert et al. 2021. So wird denn immer noch gerne der berühmte amerikanische Psychologe William James (1890, S. 403 f.) zitiert:

> „Everyone knows what attention is. It is the taking possession of the mind, in clear and vivid form, of one out of several possible objects or trains of thought. Focalisation, concentration of consciousness are of its essence. It implies withdrawl from some things in order to deal effectively with others".

Über die Disposition von Aufmerksamkeit reproduziert sich das psychische System. Aufmerksamkeit lässt sich nur schwer abgrenzen von Wahrnehmung oder Bewusstsein, wie schon die immer wieder verwendete Metapher vom Aufmerksamkeitsstrahl, mit dem Gegenstände in der Umwelt in den Blickpunkt genommen werden, verdeutlicht. Die Aufmerksamkeit kann sich allerdings auch auf die Operationen des psychischen Systems selbst richten, etwa auf Gedanken und Vorstellungen. Sie ermöglicht es, sich selbst und die jeweilige Umwelt zu beobachten, d. h. dort Unterscheidungen vorzunehmen, um hernach das so Unterschiedene

---

30 Beim Folgenden handelt sich um eine überarbeitete und aktualisierte Fassung des entsprechenden Kapitels aus Schleiffer (2013): Verhaltensstörungen: Sinn und Funktion. Stuttgart: Carl Auer. Es handelt sich insofern in Teilen um ein „Autoplagiat".

zu bezeichnen. Schließlich ist ein Beobachter, der keine Unterscheidungen trifft, kein Beobachter, wird er doch nichts erkennen können.

Aufmerksamkeit impliziert zudem die Unterscheidung zwischen relevanten Informationen und solchen, die insofern weniger wichtig sind, als sie weniger Unterschiede ausmachen dürften und daher hintangestellt werden können. Das psychische System entscheidet als autopoietisches und selbstorganisatorisches System immer selbst darüber, wie und wodurch es sich informieren lässt. Informativität ist insofern ein Qualitätsmerkmal, mit dem das psychische System ein Ereignis auszeichnet. Würde keine Auswahl getroffen, wäre das psychische System schnell überfordert angesichts des Komplexitätsüberschusses in seiner Umwelt. Aufmerksamkeit definiert den Gegenstand, mit dem sich das psychische System beschäftigen soll, und wählt aus dem Wahrnehmungsbereich dasjenige aus, was bewusst werden soll und woran es sich zu erinnern lohnt. Ohne die Investition von Aufmerksamkeit ließe sich der Alltag nicht bewältigen. Ein geplantes Handeln wäre nicht möglich, Probleme ließen sich nicht lösen. Die Qualität von Verhaltensregulation wie auch von Selbstregulation hängen somit entscheidend davon ab, wie das psychische System mit Aufmerksamkeit umgeht.

Auch wenn es sich scheinbar um eine einheitliche Fähigkeit des psychischen Systems handelt, wird Aufmerksamkeit inzwischen als ein multifaktorielles Konstrukt aufgefasst. Je nach der Art der Aufgabe, die das psychische System zu bewältigen hat, lassen sich verschiedene Konzepte beschreiben. Manche Aufgaben erfordern eine selektive Aufmerksamkeit. Das psychische System qualifiziert hierbei die Reize als unterschiedlich relevant. Wird etwa eine Klassenarbeit zurückgegeben, darf die Lehrkraft davon ausgehen, dass ihre Schüler:innen ihre Aufmerksamkeit auf ihre Kundgebung fokussieren. Sie lassen sich in dieser Situation von anderen Reizen wahrscheinlich kaum ablenken. Sich auf eine Sache zu konzentrieren, kann bekanntlich anstrengend, bisweilen auch zu anstrengend sein. Lässt man sich ablenken, ist die Leistungsfähigkeit eingeschränkt. Die Lektüre eines Buches wird zu einer nicht enden wollenden Aufgabe. Die Schulstunde zieht sich. Bei manchen Aufgaben, etwa bei der Sicherheitskontrolle am Flughafen oder bei der Qualitätskontrolle am Fließband, muss die selektive Aufmerksamkeit über eine längere Zeit aufrechterhalten werden. Ablenkung und Unaufmerksamkeit können hierbei bekanntlich schlimme Folgen nach sich ziehen. Diese Form der Aufmerksamkeit wird als Daueraufmerksamkeit oder Vigilanz bezeichnet. Allzu monotone Abläufe senken diese Vigilanz. Auch wenn – oder gerade weil – die infrage kommenden Reize selten eintreffen und es zudem nicht vorhersehbar ist, wo und wann sie erscheinen, nimmt die Vigilanz mit der Zeit ab. Eine ausreichende Motivation muss mithin gesichert sein. Stress und Müdigkeit lassen Pausen geraten erscheinen.

Eine andere Form der Aufmerksamkeit wird als geteilte Aufmerksamkeit bezeichnet. Hierbei sind für das psychische System unterschiedliche Reize informativ. Man kann sich bekanntlich durchaus zur gleichen Zeit verschiedenen Aufgaben widmen. Mütter kleiner Kinder oder auch Hundebesitzer:innen sind in diesem „Multitasking" bekanntlich oft Meister:innen. Ihnen gelingt es dann, ohne größere Qualitätseinbußen unterschiedlichen Aufgaben gerecht zu werden. Die Mutter kann mit ihrer Freundin telefonieren und dabei auch ihr Kind im Auge behalten. Inwieweit die geteilte Aufmerksamkeit ohne Qualitätseinbuße gelingt, hängt zum einen von der Art der konkurrierenden Aufgaben ab, zum anderen von den zur Verfügung stehenden Aufmerksamkeitsressourcen, zuletzt auch vom Trainingsgrad, d. h. davon, inwieweit sich eine Aufgabe quasi-automatisch lösen lässt. Der Schwierigkeitsgrad der jeweiligen Aufgaben darf zudem nicht zu hoch sein. Auch dürfen sich die Aufgaben nicht zu sehr gleichen. Selbst einer trainierten Mutter dürfte es kaum gelingen, der Freundin zuzuhören und gleichzeitig ihrem Kind die Hausaufgaben zu erklären. Ist die Mutter sowieso schon genervt, kommt es leicht zu unschönen Interferenzen. Ärgerlich ob der nicht ungeteilten Aufmerksamkeit, weiß das Kind, wie es die Mutter dazu bringen kann, sich eindeutig zu entscheiden, wem sie ihre Aufmerksamkeit schenkt. Ist die Steckdose wirklich mit einer Kindersicherung versehen? Statt die Aufmerksamkeit gleichzeitig zwei oder mehreren Aufgaben zu widmen, lässt sie sich auch zeitlich nacheinander aufteilen. „Ich rufe dich zurück", wäre dann die Option. Aber auch dieses „attention switching" (vgl. Hanania/Smith 2010) fällt nicht unbedingt leicht. Das Arbeitsgedächtnis muss in Anspruch genommen werden. Oft macht es Mühe, wieder den Faden aufzunehmen und die Prioritäten neu zu justieren.

In der Literatur zur Aufmerksamkeit wird für gewöhnlich unterschieden zwischen Bottom-up und Top-down-Mechanismen, denen inzwischen auch unterschiedliche Gehirnbahnen zugewiesen werden. Wird die Aufmerksamkeit absichtlich oder willentlich gelenkt, spricht man von „Top-down"-Prozessen. So wird die Investition der Aufmerksamkeit beeinflusst von dem zur Verfügung stehenden Wissen um die anstehende Aufgabe, beispielsweise wenn es darum geht, das verlegte Handy wiederzufinden. Ob es gelingt, aufmerksam einen Text zu studieren, hängt davon ab, ob man hierzu ausreichend motiviert und neugierig genug ist. Andere allgemein bekannte Beispiele sind die gesteigerte mütterliche Empfänglichkeit für stimmliche Äußerungen ihres Säuglings beim sogenannten „Ammenschlaf" oder die besondere Sensibilität für den eigenen Namen, dessen Nennung selbst bei lautester Geräuschkulisse aufhorchen lässt. „Bottom-up"-Prozesse laufen ab, wenn ein Umweltereignis quasi-automatisch und geradezu reflexhaft die Aufmerksamkeit erregt und einen gefangen nimmt. Dann scheint der Qualität des Reizes ausschlaggebende Bedeutung zuzukommen. In der Tat dürfte das Geräusch einer zerberstenden Fensterscheibe die Aufmerksamkeit selbst des unkonzentriertesten Schulkindes fesseln. Hier erweist sich das affektive Überraschungsmoment, der Schreck, als konkurrenzlos. Trotzdem entscheidet auch bei solchen Ereignissen das psychische System, mit was es sich befassen will. Überhaupt ist eine konsequente Unterscheidung zwischen zielgerichteten Top-down-Prozessen und reizbedingten Bottom-up-Prozessen kaum konsequent durchzuhalten. Ganz ohne Vorwissen, das in Form von Erwartungen bzw. Erwartungsstrukturen zur Verfügung steht, lassen sich auch keine neuen Erfahrungen machen. Kein Ereignis ließe sich aus der Umwelt differenzieren, und die Grenze zwischen System und Umwelt löste sich auf. In einem solchen Fall gäbe es auch nichts mehr wahrzunehmen. Daher ist es naheliegend, die Existenz angeborener Strukturen anzunehmen. Das Gehirn wird daher als erfahrungserwartend bezeichnet (Greenough 1984). So sind etwa laute Geräusche nicht nur für Säuglinge informativ. Diese erschrecken sich, wenn ein solcher Unterschied zu überraschend auftritt. Auch im späteren Alter lässt sich auf diesen Mechanismus zurückgreifen, wenn es gilt, die Anschlusschancen des kommunikativen Beitrags zu erhöhen. Die Lehrkraft klatscht mit der Hand auf den Tisch.

Auch wenn die Kontrolle der Informationen durch das psychische System selbst geleistet wird, bedeutet dies keinesfalls, dass dies bewusst geschehen muss. So arbeitet auch das limitierte Kapazitätskontrollsystem (LCCS) weitgehend unbewusst, wenn es die Ressourcenverteilung vornimmt, um so nur die wichtigen Reize als Informationen bewusst werden zu lassen. Immer wieder erleben wir, dass uns etwas in den Bann zieht und dass wir uns einem Reiz nicht entziehen können. Solche Informationen, obwohl systemeigen produziert, werden als von der Umwelt angeliefert und somit als ein Erleben verbucht. Eher selten werden Informationen als durch eigenes Handeln produziert aufgefasst, etwa dann, wenn wir uns bemühen, einen so schwierigen Text wie die Gebrauchsanweisung für das neue Smartphone zu verstehen.

Bei der Aufmerksamkeit handelt es sich insofern um die basale Funktion des psychischen Systems, als es auch diesem System zuallererst daran gelegen sein muss, die autopoietische Reproduktion sicherzustellen. Es muss eben weiter machen. Es muss weitergehen, wobei das Weitergehen als räumliche Metapher für den temporalen Unterschied zwischen jetzt und gerade eben dienen kann. Daher lässt sich das psychische System wie überhaupt jedes sinnhaft operierende System nur als „endogen unruhig“ (Luhmann 1995b, S. 57) beschreiben. Schließlich besteht auch dieses System aus Elementarereignissen, die keine Dauer haben, sondern laufend zerfallen und so erst das Weitermachen zum Problem werden lassen.

Diese Ereignisse müssen sich aber auch immer voneinander unterscheiden lassen, damit an ihnen angeschlossen werden kann. Insofern besteht für das psychische System ein Selbstveränderungszwang. Bei der Aufmerksamkeit handelt es sich daher um einen Schlüsselmechanismus der Selbstregulation, nämlich um die Fähigkeit, Kognitionen, Affekte wie auch das gesamte Verhalten zu überwachen und zu steuern, um sich so an den jeweiligen Kontext anpassen zu können und den situationsabhängigen Erfordernissen gerecht zu werden (Berger et al. 2007). Über Aufmerksamkeit kontrolliert das psychische System sich selbst (vgl. Jennings 2023).

Dabei tastet der „Aufmerksamkeitsstrahl" gewissermaßen die Ressourcen ab und überprüft, was sich zum Weitermachen eignet. Das psychische System steht also unter Selektionszwang und damit auch unter Sinnzwang. Es hat nämlich unentwegt auszuwählen, wobei jede Wahl kontingent, d. h. weder unmöglich noch notwendig, ist und das jeweils Nicht-Gewählte als Möglichkeit dabei grundsätzlich im Hintergrund erhalten bleibt. Daher ist Sinn basal instabil (Luhmann 1984, S. 99). Die Geschichte der unablässigen Entscheidungen darüber, auf was sich die Aufmerksamkeit richten soll und mit was es sich bevorzugt zu beschäftigen lohnt, prägt denn auch das Selbstkonzept. Um auswählen zu können, darf allerdings auch nicht jedes Ereignis gleichwahrscheinlich sein. Die Funktion von Aufmerksamkeit besteht hierbei darin, den Anschluss zu gewährleisten. Hierbei erweist sich das psychische System in erster Linie als wahrnehmungsbasiert, kommt bei den psychischen Prozessen doch der Wahrnehmung im Vergleich zur Gedankenarbeit durchaus Priorität zu.

Als operativ geschlossenes System ist das psychische System auf Selbstorganisation angewiesen. Es hat mithin immer selbst zu entscheiden, wodurch es sich anregen bzw. irritieren lässt. Es kann sich weder durch „Alles und Jedes" irritieren lassen noch durch zu Wenigem. In beiden Fällen droht Langeweile. Womit die Psyche sich befassen wird, regeln Erwartungen oder Erwartungsstrukturen. Insofern handelt es sich bei Erwartungen um die zentralen Strukturen des psychischen Systems, die sich denn auch bereits im Säuglingsalter nachweisen lassen. An Erwartungsstrukturen sich orientierend, sichert sich die Psyche so ihre Anschlussfähigkeit. Psychische Strukturen sind demnach „Erwartungen in Bezug auf die Anschlussfähigkeit von Operationen, sei es des bloßen Erlebens, sei es des Handelns" (Luhmann 2002b, S. 103). Hat man eine Erwartung gebildet, kann man damit rechnen, dass zwar immer noch vieles, aber eben nicht mehr alles möglich ist. „Erwartung entsteht durch Einschränkung des Möglichkeitsspielraums. Sie ist letztlich nichts anderes als diese Einschränkung selbst", formuliert Luhmann1984, S. 397). Erwartungen sind es, die erst Orientierung ermöglichen, das „Bescheidwissen, Sichzurechtfinden und Sicheinordnen in die jeweilige zeitliche, örtliche und situative Gegebenheit" (Scharfetter 2002, S. 124). Erwartungsstrukturen verhindern so Langeweile. Auch werden Kombinationen von Erwartungen als mehr oder weniger ausgearbeitete Handlungsprogramme eine unerwünschte

Ablenkbarkeit verringern. So lässt es sich bei der Sache bleiben. Nur so lässt sich eine ausreichende Handlungsfähigkeit sicherstellen.

5.2 Aufmerksamkeitsprobleme

Erwartungsstrukturen sorgen nicht nur dafür, dass es für das psychische System überhaupt weitergeht, sondern sie zeigen auch an, wie es weitergehen kann und soll. Dabei reduzieren Erwartungen allerdings niemals die Unsicherheit vollständig. Als sinnhafte Strukturen ist ihnen schließlich immer ein gewisses Maß von Unsicherheit und Überraschungsmöglichkeit eigen. Erwartungen und Erfahrungen stehen dabei in einer reziproken Beziehung zueinander. Aus den Erfahrungen in der Vergangenheit werden die Erwartungen an die Zukunft gebildet. Dabei sind Erwartungen wie auch Erfahrungen immer nur in der Gegenwart wirksam, so Erfahrungen in den Worten des Historikers Reinhard Koselleck (1979, S, 354) als „gegenwärtige Vergangenheit“ und Erwartungen als „vergegenwärtigte Zukunft“. Für das Kind besonders einflussreich sind hierbei die Erfahrungen anlässlich der Beteiligung an der Kommunikation im Familiensystem, wobei die Bedeutung dieser Erfahrungen stets von den erwachsenen Bezugspersonen vermittelt wird. Insofern lässt sich an den jeweiligen Erwartungen immer auch „eine systemeigene Zeitlichkeit“ ablesen (Luhmann 1984, S. 420).

Kinder, bei denen sich die für das Störungsbild ADHS typischen Verhaltensauffälligkeiten von Unaufmerksamkeit, Unruhe und Impulsivität beobachten lassen, haben offensichtlich ein Problem mit der temporalen Aufmerksamkeitssteuerung. Den Ergebnissen einer Reihe empirischer Studien zufolge lässt sich bei Kindern mit einer ADHS eine veränderte Zeitwahrnehmung ausmachen (Marx et al. 2022). So können sie beispielsweise die Länge von Zeitintervallen nur schlecht einschätzen und vergleichen. Ihre innere Uhr scheint irgendwie schneller zu laufen. Die dänische Anthropologin Mikka Nielsen (2020) weist darauf hin, dass alle für eine ADHS typischen Verhaltensauffälligkeiten etwas mit der Zeit und dem Umgang mit ihr zu tun haben. So fällt es Kindern, bei denen diese Diagnose gestellt wurde, schwer, über eine längere Zeit ihre Aufmerksamkeit auf Details eines Gegenstandes oder einer Aufgabe zu richten. Auch haben sie Schwierigkeiten, Aufgaben zu organisieren. Sie sind unruhig, reden häufig zu viel und benehmen sich immer wieder nicht situationsangemessen. Typisch kommt es im Schulunterricht dann zu Problemen, wenn es gilt, die schnellen Bewusstseinsprozesse zu synchronisieren mit den Erfordernissen der Kommunikation, die eben grundsätzlich langsamer abläuft.

Diese Kinder sind mit ihren Gedanken und Vorstellungen gewissermaßen „woanders“, während es in der Kommunikation immer noch um das gerade besprochene Thema geht. Daher muss dem aufmerksamkeitsgestörten Kind gerade die Beteiligung an der mündlichen Kommunikation des Schulunterrichts Schwierigkeiten bereiten. Zumindest in den ersten Schuljahren wird der Unterricht fast ausschließlich im Medium der mündlichen Sprache gehalten. Die Beteiligung an der mündlichen Kommunikation verlangt ein ausreichend gut funktionierenden Arbeitsgedächtnis. Schließlich handelt es sich bei der mündlich verfassten Sprache um ein ausgesprochen flüchtiges Medium. Daher wird gerade die Beteiligung am Schulunterricht einem Kind, bei dem diese basale exekutive Funktion (vgl. Rauch 2022) als Symptom der ADHS nur suboptimal funktioniert, Probleme bereiten (Jaščenoka et al. 2019). Im Gegensatz zu einem schriftlichen Text, auf den sich im wahrsten Sinne des Wortes zurückgreifen lässt, kann das Kind während der Schulstunde nicht „schnell mal" zurückblättern, sollte es „den Faden verloren" haben. Zudem besteht anlässlich einer medial mündlichen Interaktion ein wesentlich geringerer Abstand zwischen den Kommunikationsteilnehmern als bei einer schriftlich verfassten Kommunikation. Gerade im Gruppenunterricht wird daher ein häufiges Nachfragen als Störung empfunden und dürfte daher schon aus Gründen der Peinlichkeit eher vermieden werden.

Auch wenn das Kind, dem wegen seines unaufmerksamen, umtriebigen und impulsiven Verhaltens eine ADHS attestiert wird, insbesondere in der Schule ein abweichendes, erwartungswidriges Verhalten zeigt, dürften sich seine Erwartungsstrukturen dennoch von denen eines Kindes unterscheiden, bei dem wegen seines dissozialen Verhaltens die kinderpsychiatrische Diagnose „Störung des Sozialverhaltens" gestellt wird. Dissoziale Kinder haben die Erfahrung machen müssen, dass sich Reaktionen seitens ihrer personalen Umwelt, welche die eigene Selbstwirksamkeit bestätigen und somit das Selbstkonzept stabilisieren könnten, vor allem über eine gezielte und systematische Enttäuschung normativer Erwartungen vorhersehbar provozieren lassen (vgl. Schleiffer 2013, Kap. 2). Dagegen besteht das Problem bei sogenannten „ADHS-Kindern" eher darin, dass sie eben nicht zielsicher und zeitgerecht auf Erwartungsstrukturen zurückgreifen können, die den Kontext Schule und Schulunterricht betreffen. In einer Situation wie der des Schulunterrichts gerade zu Beginn der Schulzeit, in der an das neue Schulkind ausgesprochen viele ungewohnte Erwartungen herangetragen werden, muss es solchen Kindern besonders schwerfallen, das Handeln den situativen Erfordernissen entsprechend angemessen zu steuern. Verhaltensauffälligkeiten zeigen dann an, dass einige der Erwartungen, die das schulische Erziehungssystem nun an das Schulkind richtet, dieses überfordern. So sind viele Erwartungen ihm schließlich noch weitgehend unvertraut, wie etwa die Beachtung zeitlicher Vorgaben während und zwischen den Schulstunden und darüber hinaus auch während des gesamten Vormittags und zunehmend auch des Nachmittags. Es vermag noch nicht sicher zu erwarten, was von ihm in der Schule erwartet wird, etwa die Erwartung, dass im Schulunterricht eine zeitliche wie auch örtliche Ordnung einzuhalten ist. Das „ständige Dazwischenreden" wie auch das „im Unterricht Rumlaufen" gehört denn auch zu den paradigmatischen Klagen der Lehrerschaft.

Für die Entwicklung solcher stabiler Erwartungserwartungen braucht das Schulkind Zeit. Damit einem Kind die Schulfähigkeit attestiert werden kann, muss bei diesem die prinzipielle Bereitschaft vorhanden sein, die ihm von seinen erwachsenen Bezugspersonen zugemuteten Erwartungen als „Top-down"-Erwartungen grundsätzlich zu akzeptieren und das eigene Verhalten an diesen Erwartungen auszurichten. Hierfür muss das Kind die eigene Autonomie ein Stück weit zurücknehmen können und wollen. Ist das neue Schulkind hierzu nicht bereit, sieht es so aus, als ob es erst gar nicht damit rechnet, dass in der Schule von ihm etwas Neues erwartet wird. Ohne die Möglichkeit, auf bewährte Erwartungsstrukturen zurückgreifen zu können und so Erwartungserwartungen handlungsanleitend einzusetzen, muss es dem Kind schwerfallen, sich in der gegenwärtigen Situation wie auch in den zukünftigen Gegenwarten zurechtzufinden und sich erwartungskonform zu verhalten. Dann bleibt dem Kind nicht viel anderes übrig, als sich ausschließlich im „Hier und Jetzt" zu verhalten. Ohne stabile Erwartungen schrumpft die Zeit geradezu zur Gegenwart. Vorstellungen und Ideen lassen sich nicht auf Dauer stellen, sondern müssen sofort in ausagiert werden. Zumindest was die Beteiligung an der schulischen Kommunikation betrifft, verfügt das sogenannte „ADHS-Kind" über zu wenig kohärente Erwartungsstrukturen. Ohne diese kann es nur schlecht seine Eigenzeit mit den temporalen Vorgaben der Schulstunde synchronisieren, zumal die Operationen des psychischen Systems, wie bereits erwähnt, schneller ablaufen als die Operationen kommunikativer Systeme. Typisch kann es ein solches Kind nur schlecht aushalten, warten zu müssen. Schließlich lässt sich bekanntlich eine Wartezeit besser aushalten, wenn sich mit Erwartungen „die Zeit vertreiben" lässt. Ohne eine Möglichkeit, auf ausreichend strukturierte und bewährte Erwartungen zurückgreifen zu können, wird das Kind allerdings kaum das Vertrauen aufbauen können, dass die Wartezeit doch nicht zu allzu lange andauern wird. Die Zeit lässt sich nicht totschlagen. Quälende Langeweile tut sich auf, die sich dann am ehesten durch externe Stimulation vertreiben lässt. Da sich das Kind geradezu in einer Notlage befindet, dürfen dann allerdings auch die Ansprüche, die es an die Qualität des gesuchten Umweltreizes stellt, nicht allzu hoch sein.

Ruhelosigkeit und Impulsivität kennzeichnen so das Verhalten dieses Kindes, wenn dieses überwiegend nur über solche Erwartungen verfügt, die sich ausschließlich unmittelbar erfüllen lassen. Die sogenannten „Narrative" dieser Erwartungen dürften daher nur kurz und knapp, jedenfalls qualitativ eher wenig anspruchsvoll ausfallen. Die Rückmeldung, ob die Erwartung erfüllt oder enttäuscht wurde, sollte auch nicht allzu lange auf sich warten lassen. So wäre etwa das erwartungswidrige Handlungsschema, „meinem-Sitznachbarn-den-Füller-entwenden“ diesbezüglich sicher effektiver als das Schema, „meinem-Sitznachbarn-den-Füller-unbemerkt-verstecken“, kann es doch womöglich sehr lange dauernd, bis dieser, dem Unterrichtsgeschehen aufmerksam folgend, einen solchen Mangel überhaupt bemerkt.

Ein solches auch im qualitativen Sinne eher erwartungsarmes denn erwartungswidriges Verhalten wird allerdings die Erwartungen enttäuschen, welche die Erwachsenen für gewöhnlich an ein kompetentes Schulkind stellen oder stellen sollten. Dieses erwartungswidrige und von der Norm abweichende Verhalten des unaufmerksamen und hypermotorischen Kindes lässt sich dann im Nachhinein dadurch normalisieren, dass es als ADHS-typisches Verhalten beobachtet und interpretiert wird. Dann handelt es sich bei diesem Verhalten nicht mehr um ein erwartungswidriges Verhalten, sondern um ein durchaus erwartbares Verhalten, nämlich um das typische eines Kindes, dem die Diagnose ADHS zukommt. Eine solchermaßen formulierte Erwartung lässt sich durchaus als besondere Form von Stigmatisierung auffassen. Ihr kommt die Funktion zu, den erwachsenen Erzieher:innen eine simplifizierende Beobachtung zu ermöglichen, die ihnen Orientierung verspricht und zudem eindeutige Handlungsmöglichkeiten eröffnet.

Überhaupt gibt es kulturelle und damit auch erzieherische Einflüsse auf die Art und Weise, wie Kinder die Aufgabe, warten zu müssen, bewältigen. Chan und Mitarbeiter (2022) verglichen diesbezüglich eine Gruppe britischer mit einer Gruppe chinesischer Vorschulkinder. Dabei zeigte sich, dass sich die chinesischen Kinder durch das von ihnen geforderte Warten-Müssen deutlich weniger frustrieren ließen als ihre britischen Altersgenossen. Dementsprechend zeigten sie auch weniger negative Emotionen wie Wut und Ärger als die britischen Vorschulkinder.

Durchaus mit kulturkritischem Unterton publizierten Weissenberger et al. (2017) die Ergebnisse einer Studie, bei der sich zumindest bei Erwachsenen mit einer ADHS eine hedonistische Tendenz nachweisen ließ, das Leben möglichst gegenwartsbezogen genießen zu wollen. Eine solche hedonistische Tendenz lässt sich allerdings auch bei Kindern ausmachen, die mit Aufmerksamkeitsproblemen vor allem in der Schule auffallen. Dabei sieht es so aus, als ob diese sich dagegen wehrten, in Zeitnot zu geraten. Ein Leben im Augenblick bewahrt jedenfalls recht sicher vor dem Aufkommen eines Gefühl von Zeitknappheit, bei der sich um ein typisches Problem moderner Organisationen (Luhmann 2018) handelt und das auch in der Organisation Schule (Emmerich / Feldhoff 2021) solche Kinder belasten wird, die „auf den Ernst des Lebens“ noch nicht vorbereitet wurden und nun als Schulkind unter Zeitdruck geraten. Gerade Kinder, bei denen sich die Diagnose ADHS stellen lässt, zeigen sich unorganisiert. Zuhause etwa geraten ihnen das Erledigen ihrer Hausaufgaben zu einem tagesfüllenden Unternehmen.

5.3 Unaufmerksamkeit als Problem der modernen Schule

Unaufmerksame Kinder sind schwer, zumindest um einiges schwerer zu erziehen als Kinder, die den Ausführungen ihrer Erzieher:innen die gebührende Aufmerksamkeit zollen. Trifft diese Aussage schon für alle Sparten der Erziehung zu, gilt sie in besonderer Weis für die schulische Erziehung, handelt es sich doch bei der Schule um eine Institution, die auf die Erziehungsfunktion spezialisiert ist. Darin unterscheidet sie sich von der Familie, in der zumindest in den ersten Lebensjahren des Kindes selbstverständlich auch erzogen wird, deren intimer Kommunikation aber noch weitaus mehr Funktionen zukommt (Kaufmann 1990).

In der erzieherischen Kommunikation sollen sich die Kinder das aneignen, was ihnen ihre Erzieher:innen zu vermitteln suchen. Bei der Erfüllung dieser Vermittlungsaufgabe können sie auf besondere Schwierigkeiten stoßen. Die erzieherische Kommunikation geschieht nämlich mit der Absicht, ein anderes, ebenfalls strukturdeterminiertes und autonom funktionierendes System, nämlich das psychische System des zu erziehenden Kindes, zu verändern. Erziehung, bei der es zu einer über Sprache vermittelten strukturellen Kopplung von kommunikativem und psychischem System kommt, kann daher nicht einseitig vollzogen werden. Es handelt es sich bei diesen Systemen nämlich jeweils um informational geschlossene Systeme.

Zu ihrer Aufrechterhaltung sind sie also auf die Anregung bzw. Irritation seitens ihrer Umwelt angewiesen, biologisch-organische Systeme auf Energiezufuhr, psychische Systeme auf Kommunikation und soziale Systeme auf die Beteiligung psychischer Systeme. So limitiert das Gehirn die Operativität des psychischen Systems. Die operative Geschlossenheit eines autopoietischen Systems setzt zwar einerseits voraus, dass es sich an die Umwelt anpasst, ermöglicht aber andererseits auch, dass es sich eine hohe Eigenkomplexität verschafft, mit der es die Art und Weise dieser Anpassung vornimmt. Schließlich braucht es nicht auf alle Vorgänge auf Seiten der Umwelt zu reagieren. „Nur wenn das System sich gegenüber der Umwelt hinreichend isoliert, nur wenn es also darauf verzichtet, für möglichst viele, ja, möglichst alle Umweltzustände eigene interne Entsprechungen zu entwickeln, kann es sich von der Umwelt durch eine eigene interne Ordnung der Verknüpfung von Elementen unterscheiden.“ (Luhmann 1997, S. 135). Die spezifische Art der Beziehungsgestaltung ist also Sache des Systems selbst und ist nicht von der Umwelt vorgegeben. Ein solches System ist operativ geschlossen und strukturdeterminiert, da es „nur im Kontext eigener Operationen operieren kann und dabei auf mit eben diesen Operationen erzeugte Strukturen angewiesen ist“ (Luhmann 2000, S. 51 f.).

So sozialisiert sich das psychische System des Kindes selbst anlässlich seiner strukturellen Kopplung mit dem kommunikativen Erziehungssystem. Insofern ist „Sozialisation immer Selbstsozialisation und nicht Import von Kulturpartikeln in das psychische System" (Luhmann 2002, S. 52). Das Kind bzw. genauer dessen psychisches System kann und muss sich von seiner Umwelt anregen bzw. irritieren lassen und diese Irritationen zum Anlass nehmen, seine Strukturen zu verändern und d. h. zu lernen. Um mit seinen Operationen die eigenen Grenzen und damit sich selbst zu reproduzieren, hat das psychische System immer an seine Umwelt angepasst zu sein. Das bedeutet auch, dass es mit seinen Operationen immer nur an psychischen Operationen anschließt. Alle psychischen Vorgänge, auch solche, die wie bei einem aufmerksamkeitsgestörten ADHS-Kind als auffällig bewertet werden, folgen den operativen Regeln des psychischen Systems und lassen sich daher in einer psychischen Systemreferenz beobachten und beschreiben (vgl. Simon 2000).

Insofern hängt es letztlich vom Kind ab, ob und inwieweit seiner Erziehung Erfolg beschieden ist. So muss es schon den in Erziehungsabsicht getätigten Mitteilungen seiner ErzieherInnen genügend Aufmerksamkeit widmen, um diese überhaupt als absichtsvoll getätigte Mitteilungen verstehen zu können. Tut das Kind dies nicht, findet Erziehung eben nicht statt. Ohne ein aneignungsbereites Schulkind lässt sich in der Schule nicht und nichts vermitteln. Die geläufigen, einen prekären Erziehungsprozess bezeichnenden Metaphern wie „er lässt sich nichts sagen" oder „sie hört einfach nicht" veranschaulichen diesen Zusammenhang. Lehrkräfte sollten insofern von den ihnen anvertrauten Schulkindern erwarten dürfen, dass diese den ihnen in pädagogischer Absicht gebotenen kommunikativen Mitteilungen grundsätzlich einen hohen Anschlusswert beimessen, zumindest einen höheren als etwa den Kommentaren ihrer jeweiligen Sitznachbarn.

Schule kann wie jede Form der Erziehung nur gelingen, wenn zumindest zwei Voraussetzungen bei dem zu erziehenden Kind vorliegen. Zum einen muss dieses verstehen, dass die Erwachsenen etwas von ihm wollen, nämlich ihm Erziehung angedeihen lassen. Das Schulkind muss mit anderen Worten erwarten können, dass seine Lehrer:innen eben diese Erwartung hegen. Es wird erst dann seine Aufmerksamkeit auf die pädagogischen Botschaften seiner erwachsenen Bezugspersonen richten, wenn es realisiert und akzeptiert, dass es sich in der gegebenen Situation um Schule handelt, in der ihm folglich viel Neues vermittelt werden soll.

Damit geht auch einher die Erwartung, dass die Lehrerin, weil sie dem Kind etwas erfolgreich „beibringen" will, ihrerseits erwartet, dass ihre Schüler:innen um diese ihre Erwartung wissen. Diese Erwartungserwartungen sind mithin auch in der schulischen Kommunikation reziprok verfasst. Im Schulunterricht, wie in allen sozialen Systemen auch, „treten Strukturen in Form von Erwartungsstrukturen auf (...). Erwartungen sind, und insofern sind sie Strukturen, das autopoietische Erfordernis für die Reproduktion von Handlungen. Ohne sie würde das System in einer gegebenen Umwelt mangels innerer Anschlussfähigkeit schlicht aufhören, und zwar: von selbst aufhören." (Luhmann 1984, S. 392).

Bei alledem muss das Schulkind als Voraussetzung für die Teilnahme an Kommunikation überhaupt differenzieren können zwischen Informationen einerseits und mitgeteilten Informationen andererseits. Einem Kind mit einer Störung aus dem autistischen Formenkreis steht gerade diese basale kommunikative Fähigkeit nicht oder nur eingeschränkt zur Verfügung. Wenn ein Kind nicht verstehen kann, ob und wann ihm etwas mitgeteilt wird, wird es sich auch kaum den pädagogischen Mitteilungen gemäß verhalten können. Aufgrund eines solchen Mentalisierungsdefizits (vgl. Schleiffer 2013) wird es die als Mitteilung beabsichtigten Verlautbarungen seiner Lehrkraft schwerlich als Mitteilung verstehen, sondern wird diese eher oder gar ausschließlich als bloße, sinnfreie Sachverhalte wahrnehmen und ihnen daher auch keine gesonderte Aufmerksamkeit schenken. Besteht bei einem Schulkind hingegen eine schwerwiegende, aber nicht-autistische Beeinträchtigung der intellektuellen Ausstattung, muss die Lehrkraft damit rechnen, dass dieses Kind zwar versteht, dass ihm etwas in erzieherischer Absicht mitgeteilt wird, dass es aber den Inhalt dieser Mitteilung nicht oder nicht eindeutig zu verstehen vermag. Die Lehrkraft wird daher ihre Mitteilungen „in einfacher Sprache" verfassen, muss sie doch damit rechnen, dass die Aufmerksamkeit ihrer Schüler:innen bei anhaltender Nichtverständlichkeit ihrer kommunikativen Beiträge rapide abnehmen wird.

Zum anderen muss das Kind sich auch etwas sagen lassen wollen. Im „Normalfall" dürfen Eltern davon ausgehen, dass ihre Kinder ihnen diesbezüglich einen Vertrauensvorschuss gewähren. Von entwicklungspsychologischer Seite wird gar gemutmaßt, dass bei Kleinkindern ein angeborenes Bedürfnis besteht, sich belehren zu lassen, um so von der überlegenen Expertise der Erwachsenen profitieren zu können. Diese sogenannte „Pädagogik-Hypothese" (vgl. Gergely / Csibra 2013) kann sich dabei auf das evolutionspsychologische Argument stützen, wonach es für das kleine Kind von Überlebensvorteil ist, sich von seinen erwachsenen Bezugspersonen die Welt erklären zu lassen, um dann das eigene Verhalten an deren Vor- und Ratschlägen auszurichten. Ein solches Vertrauen wird ein Kind den Erwachsenen dann nicht entgegenbringen, wenn es die Erfahrung hat machen müssen, dass seine Erwartungen allzu oft enttäuscht wurden. Muss es mit weiteren Erwartungsenttäuschungen rechnen und wird eine solche Erfahrung gar zur Regel, dann wird es seine Erwartungsstrukturen grundlegend verändern, um sich so an die enttäuschende personale Umwelt anzupassen.

In einem solchen Fall lässt sich beobachten, dass sich bei dem betreffenden Kind nun ein kognitiver Erwartungsmodus entwickelt hat. Die dauernden Erwartungsenttäuschungen führen nämlich dazu, dass sich ein normativer Erwartungsmodus, an dem sich im Enttäuschungsfall festhalten lässt, nun nicht (mehr) aufrechtzuerhalten ist. Der normative Erwartungsmodus mutiert zu einem kognitiven Erwartungsmodus. Dieser Modus ist im Unterschied zum normativen Erwartungsmodus durchaus veränderungs- und lernbereit. Ein Kind, das mit seinen Bezugspersonen nur oder auch nur überwiegend schlechte Erfahrungen hat machen müssen, wird fortan von diesen kaum Erfreuliches, sondern voller Misstrauen eher oder ausschließlich nur Negatives erwarten oder, wie es vereinfachend heißt, „gar nichts mehr erwarten". Enttäuschungen, die sich erwarten lassen, sind schließlich doch nicht ganz so enttäuschend. Skepsis ist dann die angezeigte Anpassungsleistung. Misstrauen und Vertrauen sind in Bezug auf die angestrebte Vorhersehbarkeit und Sicherheit durchaus funktional äquivalent. Ein solches Kind wird häufig eine dissoziale Erziehungsverweigerung entwickeln. In diesem Fall versteht es zwar durchaus die Erziehungsabsicht seitens seiner Erzieher:innen, opponiert aber gerade gegen deren Mitteilung der Absicht, erziehen zu wollen (vgl. Schleiffer 2018).

Unaufmerksamkeit auf Seiten des Kindes bedeutet jedenfalls ein mehr oder minder großes Ausmaß an Erziehungsschwierigkeit. Ohne Aufmerksamkeit beim Kind können die Erziehungsbemühungen der Erwachsenen letztlich nur ins Leere laufen. Es verwundert daher auch nicht, dass Probleme mit der kindlichen Aufmerksamkeit bzw. Unaufmerksamkeit seit langem, zumindest seit Beginn der Ausdifferenzierung eines separaten Schulsystems, von der pädagogischen Wissenschaft thematisiert wurden. Wenn Aufmerksamkeit als Voraussetzung für Erziehbarkeit überhaupt zu gelten hat, dann sollten sich Erzieher:innen vergewissern, ob ihre Zöglinge ihnen ihre Aufmerksamkeit schenken und ihnen zuhören. Da die Lehrkräfte nicht davon ausgehen können, dass dies so ohne weiteres der Fall ist, macht es Sinn, bereits die Investition von Aufmerksamkeit für den Lernprozess als ein vorgängiges schulisches Lernziel zu formulieren. Erzieherischer Erfolg bemisst sich somit auch daran, inwieweit das Kind bereit ist, sich selbst zu trivialisieren.

Insofern ist Aufmerksamkeit bzw. Unaufmerksamkeit ein altes pädagogisches Thema, und unaufmerksame Kinder sind schon immer Problemkinder. „Im pädagogischen Diskurs und in der Reflexion eines als pädagogisch verstandenen Handelns nun spielt (...) Aufmerksamkeit eine gleichbleibend wichtige, aber sich sehr wohl ändernde Rolle. Aufmerksamkeit wird sowohl als Voraussetzung wie auch als Ziel, sowohl als Mittel wie auch als Grenze pädagogischen Handelns bedeutsam" (Reh et al. 2015, S. 9).[31]

Allerdings hat sich der Kontext der den Erziehungsprozess störenden Unaufmerksamkeit im Laufe der Zeit doch deutlich geändert. Während die von Heinrich Hoffmann dargestellten Protagonisten des „Struwwelpeter" mit ihrer Unaufmerksamkeit und Zappeligkeit die familiale Erziehung störten und so ihre Eltern beschwerten, ist es heute vor allem der Schulunterricht, den die Unaufmerksamkeit der Schüler:innen stört. Daher kann es auch nicht überraschen, dass sich die Probleme mit unaufmerksamen Kindern nicht mehr wie zu Hoffmanns Zeiten in der Familie und dort als Zappeligkeit auftun, sondern dass diese Probleme sich heute in erster Linie in der Schule und dort im Unterricht als Unkonzentriertheit, übergroße Ablenkbarkeit und Unruhe störend bemerkbar machen. Schließlich ist in der modernen, funktional ausdifferenzierten Gesellschaft die Schule der Ort, dem die Funktion der Erziehung eigens zugewiesen wurde. Allerdings wurde seit einigen Jahrzehnten zudem auch vorschulischen Institutionen wie dem Kindergarten oder der Kita die Aufgabe zugeteilt, die Kinder auf die offenkundig nicht selten problembehaftete Transition von der Familie hin zur Schule vorzubereiten.

Dennoch kommt der Familie in der modernen Gesellschaft für die Erziehung ihrer Kinder immer noch eine nicht zu unterschätzende Bedeutung zu. So besteht eine der wichtigsten Funktion der Familie darin, das Kind vorzubereiten auf eine angemessene Teilnahme an der Kommunikation in den anderen funktional ausdifferenzierten Sozialsystemen. So muss das Kind mit den dort geltenden Regeln, d. h., auf die in diesen Funktionssystemen jeweilig verbindliche Codierung der Kommunikation, wenn schon nicht vertraut, so zumindest auf diese hingewiesen werden. So hat es zu lernen, dass beispielsweise im Wirtschaftssystem Geld die ausschlaggebende Rolle spielt und dass daher Süßigkeiten im Kiosk vor ihrem Erwerb und Genuss bezahlt werden müssen. Ebenso hat das Kind zu akzeptieren, dass es in der Schule darum geht, dass die Lehrkraft etwas zu vermitteln sucht und dass es als Schulkind gerade diese Lerninhalte sich aneignen soll, wobei diese Aneignung seine Aufmerksamkeit erfordert. Der Erziehungswissenschaftler Michael Winkler (2012, S. 83) definiert denn auch als zentrale pädagogische Funktion der Familie die „Moderation zwischen sozialer Außenwelt und familiärer Innenwelt".

So wird das Kind lernen müssen, dass sich die künftig in der Schule zu erwartende Form der Kommunikation von der ihm gewohnten und vertrauten Form der

31 In diesem Zusammenhang sei nochmals William James (1890, S. 424) zitiert: „An education which should improve this faculty would be the education par excellence".

familialen Kommunikation in vieler Hinsicht unterscheidet. Diese Unterschiede haben denn auch Auswirkungen auf den kindlichen Umgang mit Aufmerksamkeit bzw. Unaufmerksamkeit. Sicherlich nicht übertrieben dürfte die Behauptung sein, dass in der heutigen Zeit gerade eine flexible und komplikationsarme Vorbereitung des Kindes auf die in der Schule zu erwartende Form der Kommunikation als eines der wichtigsten Erfolgskriterien für die familiale Erziehung zu gelten hat. Zur Vorbereitung auf die Schule gehört oder sollte jedenfalls gehören, das künftige Schulkind wissen zu lassen, dass von ihm grundsätzlich erwartet wird, in der Schule den Unterricht aufmerksam zu folgen.

Dabei erbringt die moderne Familie auch diese Erziehungsleistung allerdings kaum jemals in Form eines expliziten Lehrens, das eine Fokussierung der Aufmerksamkeit für diesen Lernvorgang voraussetzt. Vielmehr lehren in der Familie die erwachsenen Bezugspersonen ihr Kind weitgehend implizit. Eine expressis verbis bekundete Erziehungsabsicht dürfte sich in der intimen familialen Kommunikation doch als eher störend und kontraproduktiv auswirken. Eine solche Absichtserklärung geben die zur Erziehung verpflichteten Eltern vermutlich nur dann ab, wenn sie am Erfolg ihrer Erziehungsbemühungen zweifeln müssen. Zumindest die gegenwärtigen Erziehungsratgeber raten jedenfalls zum impliziten und möglichst spielerischen Lehren. Implizites Lernen soll so auch das Risiko für die Entwicklung von Versagensängsten verringern, die bei den Kindern zu einem lernvermeidenden Verhalten führen könnten (vgl. Schleiffer 2005).

Bei der Planung, Vorbereitung und Supervision der Transition von der Familie hin zur Schule sind allerdings Probleme zu erwarten, die sich auf die bestehenden Unterschiede in den Kommunikationsmodi von Familie und Schule zurückführen lassen. Diese Unterschiede betreffen auch die erzieherische Kommunikation mit Folgen für die Art und Weise, wie das Kind später seine Investition von Aufmerksamkeit regeln wird. Ein angemessener Umgang mit Aufmerksamkeit sollte jedenfalls auch zu den Lernzielen der familialen Erziehung gehören.

5.4 Transition

Aufmerksamkeitsprobleme bei Kindern gerade zu Beginn ihrer Schullaufbahn lassen vermuten, dass die Transition von der Familie hin zur Schule manche Kinder vor Probleme stellt, zu deren Lösung ihnen noch keine Strategien zur Verfügung stehen.

Überhaupt unterscheiden sich Familie und Schule in der Art, wie sie sich als sinnhaft operierende Sozialsysteme autopoietisch reproduzieren. Auch wenn sie als im Medium des Sinns fungierende Systeme bei all ihren Operationen immer Selbstreferenz und Fremdreferenz unterscheiden müssen, lassen sich hierbei Unterschiede beobachten. So bevorzugt die Familienkommunikation einen selbstreferentiellen Anschluss. Dadurch dass selbstreferentiell auf das eigene System Bezug genommen wird, werden die Grenzen zwischen Familie und nichtfamilialer Umwelt besonders betont. Auch wenn es bei der familialen Kommunikation wie bei allen Formen der Kommunikation immer fremdreferentiell um etwas, um ein Thema, gehen muss, reproduziert sie sich doch bei weitem nicht so themenzentriert, wie dies bei der schulischen Kommunikation der Fall ist. In der schulischen Erziehungskommunikation wird vorzugsweise im Modus der Fremdreferenz „über Sachen" geredet, die sich in der Umwelt des Schulsystems lokalisieren lassen. Während also in der schulischen Kommunikation vorzugsweise Wissen und das heißt neues Wissen über noch unbekannte Sachverhalte vermittelt wird, soll die familiale Kommunikation eher für Sicherheit und Wohlbefinden sorgen.[32] Damit steigt allerdings im Gegenzug unvermeidlich auch das Enttäuschungsrisiko. Typisch unterscheiden sich denn auch die Affekte, die eine Störung der Kommunikation hervorruft. Auf familiäre Konflikte reagieren Kinder in der Regel mit Angst und Kummer, fürchten sie doch um den Zusammenhalt ihrer Familie. Dagegen dürften Probleme in und mit der schulischen Kommunikation weniger Angst denn eher Langeweile aufkommen lassen.

Die besondere Form der familialen Kommunikation wird denn auch Auswirkungen haben müssen auf die Disposition von Aufmerksamkeit bei allen Familienmitgliedern, so auch bei den Kindern. Diese müssen nicht oder zumindest nicht unentwegt die Kommunikation aufmerksam beobachten, wenn sie sich an ihr beteiligen wollen oder dies gerade nicht wünschen. Schon um sich als eigenständiges System mit bisweilen durchaus idiosynkratischen Eigenheiten oder Eigentümlichkeiten zu beweisen, wählt die familiale Kommunikation ihre Anschlüsse bevorzugt auf der selbstreferentiellen Seite. Daher ist es auch für den Fortgang der familialen Kommunikation nicht gar so entscheidend, ob und inwieweit die jeweiligen Kommunikationsteilnehmer ihre Aufmerksamkeit auf den gerade thematisierten Sachverhalt richten. Besonders familiäre Familien, die ihre Zusammengehörigkeit oft oder gar unentwegt beweisen zu müssen glauben, können hierfür alle Themen einsetzen. Entscheidend ist, dass sich die Familienmitglie-

32 Mit die wichtigste Funktion der Familie besteht darin, den Familienmitgliedern als Bindungspersonen zur Verfügung zu stehen. Das biologische fundierte Bedürfnis nach Nähe zu einer Bindungsperson, die in Situationen von Kummer, Angst und Stress als sichere Basis zur Verfügung steht, ist im Kindesalter am deutlichsten zu beobachten. Es besteht aber dennoch lebenslang, mit den Worten von John Bowlby, dem Begründer der Bindungstheorie: „Von der Wiege bis zum Grab" (Bowlby 1982, S. 160).

der an der Kommunikation beteiligen und so ihre Familienmitgliedschaft unter Beweis stellen.

Kinder dürfen heutzutage erwarten, ihre Eltern erfolgreich adressieren zu können, nicht unbedingt wann immer sie dies wollen, so zumindest doch, ohne hierfür eine größere Wartezeit veranschlagen zu müssen. Auch in Zeiten knapper zeitlicher Ressourcen sind Eltern immer wieder bereit, im wahrsten Sinne des Wortes „alles stehen und liegen zu lassen", sollte ihr Kind auch jenseits des Säuglingsalters einen solchen Adressierungswunsch an sie richten. Für ein Kind, dem die entsprechende Wunscherfüllung zur geläufigen und sicher erwartbaren Erfahrung wurde, bedeutet nun der in der Schule gänzlich andere Umgang mit Adressen und Adressierung eine neue Erfahrung, die nicht immer als erfreulich und bisweilen gar als Zumutung erlebt wird. Das neue Schulkind hat sich jedenfalls an gänzlich unterschiedliche zeitliche Erwartungsstrukturen, welche der Schule eigen sind, anzupassen. Schließlich wird es sich in seiner Familie kaum jemals genötigt gefühlt haben, eigens den geeigneten Zeitpunkt für eine gewünschte Beteiligung an der Kommunikation abzupassen. Gerade dies wird nun aber von einem Schulkind in der Schule erwartet.

Die familiale Kommunikation und damit auch die familiale Erziehung unterscheidet sich noch in weiterer Hinsicht von der Form der Kommunikation, mit der das Kind nach seiner Einschulung in der Schule konfrontiert werden wird (vgl. Vanderstraeten 2023). Die intime Kommunikation der modernen Familie lässt sich als „enthemmte Kommunikation" mit thematischer Offenheit und unbeschränkter Auskunftspflicht beschreiben (Luhmann 1990, S. 203; Fuchs 1999, S. 93 ff.). Nur in seiner Familie darf das Kind erwarten, dass all seinen Äußerungen und Beiträgen Aufmerksamkeit entgegengebracht wird. Auch gibt es in der modernen Familie nur wenig Einschränkungen bei den kommunikativen Modalitäten, wie Eltern ihr Kind zu adressieren haben und wie umgekehrt die Kinder ihre Eltern adressieren können. In der Familie besteht schließlich für alle geradezu eine Pflicht einander zuzuhören. Eltern haben sich von ihrem Kind ohne Wenn und Aber adressieren zu lassen. Fragen von dessen Seite dürfen sie nicht ohne Weiteres ausweichen. In der Familie haben alle Themen kommunikationsfähig zu sein. In gewisser Weise besteht für Eltern eine Auskunftspflicht. Lediglich ihrer beider Sexualität hat die Kinder nichts anzugehen. Ansonsten haben Eltern grundsätzlich auf alle Fragen einzugehen, die ihre Kinder ihnen stellen. Wollen oder können sie diese Fragen nicht beantworten, haben sie dies eigens zu begründen. Das Vertrauen, die erwachsenen Bezugspersonen vorhersehbar adressieren zu können, ist ebenso wie die Erfahrung, von diesen erwartbar adressiert zu werden, für das Kind von fundamentaler Bedeutung für die Entwicklung und den Erhalt eines ausreichend guten Selbstwertes.

Insofern markiert die Transition, der Übergang von der Familie bzw. von den doch noch stark familial geprägten vorschulischen Institutionen hin zur Schule tatsächlich eine bedeutsame Schwelle. Das Kind hat sich nun als Schulkind an einen gänzlich anderen Umgang mit Adressen und Adressierung anzupassen. Das neue Schulkind hat sich jedenfalls mit gänzlich unterschiedlichen zeitlichen Erwartungsstrukturen, welche der Schule eigen sind, zu arrangieren. Schließlich wird es sich in seiner Familie kaum jemals genötigt gefühlt haben, eigens den geeigneten Zeitpunkt für eine gewünschte Beteiligung an der Kommunikation abzupassen. Gerade diese Leistung wird nun aber von einem Schulkind in der Schule erwartet.

Während in der enthemmten Kommunikation der modernen Familie dem Faktor Zeit nicht allzu große Bedeutung zukommt, spielt Zeit in der Schule dagegen doch eine bedeutsame Rolle. Zumindest außerhalb der Ferienzeit machen Schulstunden schließlich einen großen Teil des Tages aus. Der Unterricht ist zeitlich streng getaktet. Die Information „es klingelt" kann bekanntlich durchaus unterschiedliche Affekte auslösen, Angst etwa vor dem Ende einer schlecht vorbereiteten Klassenarbeit oder Freude auf die Fortsetzung der zuvor unterbrochenen Pausenkommunikation. Solche individuellen temporalen Erwartungen wie auch Erfahrungen prägen so die jeweils „systemeigene Zeitlichkeit" (Luhmann 1984, S. 420) auch dieser Institution Schule.

In der Schule wird sich die Beteiligung an der Kommunikation doch erheblich anspruchsvoller gestalten müssen, geht es doch hierbei immer wieder um unbekannte Sachverhalte und Themen, deren Beobachtung und Diskussion ohne eine Fokussierung der Aufmerksamkeit schwerlich möglich sind. Die Investition von Aufmerksamkeit ist daher in Schule durchaus anstrengend, ganz sicher anstrengender als in der Familie. In seiner Familie hat das Kind schließlich kaum zu befürchten, dass sein kommunikativer Beitrag als unpassend kritisiert wird oder sich gar als nicht anschlussfähig erweist. Die Invektive „Thema verfehlt" ist in der Familie nicht zu befürchten. Die „enthemmte" Kommunikation der modernen Familie geht eben einfach weiter. Sie setzt sich fort, indem sie ein neues Thema findet. Sie ist insgesamt wenig störanfällig wie auch leicht reparabel.

So ist es eine geläufige Erfahrung, dass sich die familiäre Kommunikation auch dann fortsetzt, sollte ein Kommunikationsteilnehmer gerade nicht aufpassen und sollte es seiner Aufmerksamkeit entgangen sein, um was es gerade ging. Dieser Sachverhalt dient ja gerade als Argument für die systemtheoretische These, dass es sich bei dem kommunikativen System Familie und den an dieser Kommunikation beteiligten psychischen Systemen um jeweils autopoietische Systeme handelt, die jeweils separat operieren. In der modernen Familie liefen Eltern jedenfalls Gefahr, sich lächerlich zu machen, würden sie von ihren Kindern verlangen, die Aufmerksamkeit ausschließlich und unentwegt auf ihre elterlichen Äußerungen zu fokussieren. Auch haben Kinder in heutiger Zeit, wenn überhaupt, nur mit geringfügigen Unannehmlichkeiten zu rechnen, sollten sie sich an der familiären Kommunikation zeitweise nicht beteiligen wollen und ihre Aufmerksamkeit auf Anderes richten.

Eine ausreichend liebevoll personalisierte, früherzieherische Kommunikation bietet die beste Voraussetzung dafür, dass die moderne Familie ihre Aufgabe erfüllen kann, ihr Kind auf die spätere kommunikative Beteiligung an den funktional ausdifferenzierten Sozialsystemen vorzubereiten. Damit das Kind sich später in der Gesellschaft gut zurechtfinden kann, sollte es bereits vor seinem Schuleintritt darüber informiert werden, dass es in der Schule nicht mehr wie früher in seiner Familie als Vollperson adressiert werden wird, d. h. als eine Person, die auf all ihre Äußerungen Resonanz erwarten darf. Das Kind sollte auf diese ihm zugemutete Aufgabe vorbereitet werden. Schließlich bedeutet der Übergang in das Schulsystem eine nicht unerhebliche Verzichtsleistung, die durchaus als ein Verlust erlebt werden kann. Spätestens im Grundschulalter darf das Kind nicht mehr erwarten, bei den anderen Interaktionsteilnehmern für all seine möglichen Äußerungen immer ein offenes Ohr zu finden. Vielmehr hat es sich bei seinen kommunikativen Beiträgen auf die Bewandtnis der jeweiligen Kommunikationssysteme einzustellen, sich anzupassen und sich auf thematisch passende Inhalte zu beschränken durchaus im Sinn einer Selbstzensur. Gerade im Schulunterricht, bei dem es sich um eine ausgesprochen personenorientierte Form der Kommunikation handelt, ist Unaufmerksamkeit durchaus riskant, zumindest wenn die Lehrkraft ihrer Kontrollfunktion zureichend nachkommt. Das Kind tut daher gut daran aufzupassen, dass die Lehrkraft auf seine etwaige Unaufmerksamkeit nicht aufmerksam wird. Schon um Unannehmlichkeiten zu vermeiden, wird es aufmerksam beobachten, worauf die Lehrkraft ihre Aufmerksamkeit richtet. Dies macht den Umgang mit Aufmerksamkeit anstrengend. Schon aus diesem Grunde dürfte ein simples Aufpassen schon die weniger anstrengende Alternative sein.

Gerade die Erfahrung einer feinfühligen Adressierung als Vollperson in der familialen Kommunikation wird das heranwachsende Kind mit dem Grundstock an Selbstsicherheit ausstatten, welche den schwierigen Umgang mit der Aufmerksamkeit und insbesondere die geforderte Verzichtsleistung erst erträglich werden lässt. Insofern ist die Bedeutung der Familie für die psychische Entwicklung des Kindes auch kaum zu unterschätzen, bietet doch eine ausreichend adressensichere familiäre Kommunikation dem Kind die besten Voraussetzungen dafür, dass es seine Inklusionschancen bezüglich der unterschiedlichen Funktionssysteme auch späterhin zu nutzen vermag. Kinder und Jugendliche, denen eine solche Adressierung als Vollperson in ihren Familien vorenthalten wird, werden später schwerlich in der Lage sein, genügend Selbstdisziplin aufzubringen, um die geforderte Einschränkung der Verhaltensmöglichkeiten zu akzeptieren und sich an die geforderten kommunikativen Regeln zu halten. Kinder dagegen, die sich ihrer Adressierung letztlich sicher sein können, werden es nicht nötig haben, ihre Adressierung etwa durch den Einsatz dissozialer Strategien zu erzwingen in der Erwartung, dass vor allem oder gar ausschließlich ihr erwartungswidriges oder gar unmoralisches Handeln die selbstwertstabilisierende Reaktion seitens der personalen Umwelt garantiert. Andererseits brauchen sie sich auch nicht im depressiven Modus aus der Kommunikation zurückzuziehen in der Erwartung, dass eine selbst vorgenommene kommunikative Deadressierung das Kränkungsrisiko ob des zu erwarteten Ausbleibens oder Entzugs der kommunikativen Adressierung verringern kann.

Nach alledem ist die Familie „der einzige Ort, wo man ganze Person nicht nur sein, sondern auch werden kann" (Burkart 2005). Dies dürfte auch ihre unbestrittene Attraktivität ausmachen, die „Unverwüstlichkeit" dieser Lebensform (Allert 1998). Insofern reagiert das moderne Intimsystem der Familie auf das Problem der Fragmentierung in der modernen Gesellschaft (Fuchs 1999), das darin besteht, dass die kommunikative Beteiligung in den funktional ausdifferenzierten Systemen immer auch an die Einhaltung der jeweils dort geltenden Regeln gebunden ist. Nur in der Familie dürfen Kinder erwarten, dass alles, was sie vorbringen, Resonanz erfährt, und dass alles, was sie sagen, Gehör findet.

Auch können Kinder in der modernen Familie erwarten, dass ihre Adresse schnell bestätigt wird und dass sie nicht ihre Aufmerksamkeit erst auf den geeigneten Moment zu richten haben, an dem sie sich an der Kommunikation beteiligen können oder gar dürfen. Die in früheren Zeiten geläufige Maxime „Kinder haben zu schweigen, wenn Erwachsene sich unterhalten" dürfte inzwischen obsolet sein. Während das Schulkind im Unterricht eigens aufzupassen hat, um den geeigneten Zeitpunkt abzupassen, ob und wann es sich an der Kommunikation beteiligen kann, oder aber auch nur vorgibt aufzupassen, um einer gefürchteten Adressenüberprüfung seitens der Lehrkraft zu entgehen, lässt sich der Adressenwunsch in der familialen Kommunikation doch vergleichsweise voraussetzungslos erfüllen. Da kaum ein Thema in der enthemmten Kommunikation der Familie nicht kommunikabel ist, gehört allerding die Fähigkeit, warten zu können, ganz sicher nicht zu den ausgemachten Zielen heutiger familialer Erziehung.

Nach alledem dürfte das Kind anlässlich seiner Beteiligung an der familiären Kommunikation doch eher selten die Gelegenheit haben, die Erfahrung von Verzicht zu machen, den jede Fokussierung von Aufmerksamkeit notwendig mit sich bringt. Schließlich bedeutet jede Investition von Aufmerksamkeit und jede Konzentration auf ein bestimmtes Thema notwendig die Entscheidung gegen ein anderes Thema, das in der gegebenen Situation für nicht so relevant gehalten wird. In der Familie jedenfalls bleibt das Kind weithin von der unvermeidlich frustrierenden Erfahrung verschont, warten zu müssen. Sollte dies doch einmal der Fall sein, verbleibt immer noch als Ausweg, das kommunikative Thema mehr oder weniger egozentrisch auf die eigene Person zu lenken, etwa durch den Verweis auf eine körperliche Unpässlichkeit oder die Unterbrechung der laufenden Kommunikation durch Streit mit den Geschwistern.

Insofern kann sich der Schulstart in Bezug auf den Umgang mit Aufmerksamkeit durchaus problematisch gestalten. Schließlich verhält es sich in der Schule mit der Disposition von Aufmerksamkeit gänzlich anders als in der Familie. In der Schule konterkariert Unaufmerksamkeit auf Seiten des Schulkindes die Absicht der dort praktizierten erzieherischen Kommunikation. Ohne die Aufmerksamkeit auf Seiten des Schulkindes, welche der Lehrerin oder dem Lehrer erst eine ausreichende Aneignungswilligkeit signalisiert, besteht keine Chance, Wissensbestände erfolgreich pädagogisch zu vermitteln. Die Lehrkraft, nimmt sie ihren Erziehungsauftrag ernst, darf sich aber nicht damit abfinden, dass ein oder mehrere der Schulkinder sich von ihr nicht adressieren lassen. Die zynische Maxime „wer nicht will, der hat schon" sollte sich verbieten.

Erst recht dürfen Lehrer und Lehrerinnen heute nicht mehr auf die in früheren Zeiten durchaus üblichen gewaltaffinen Strategien zurückgreifen, um die Aufmerksamkeit renitenter Zöglinge sicherzustellen. Wissensbestände, insbesondere Regeln oder Anweisungen, lassen sich heute nicht mehr „einbläuen" nach dem inzwischen pädagogisch völlig unzulässigen gewordenen Motto „Wer nicht hören will, muss fühlen". Die für den Lehrberuf früher geradezu charakteristischen „symbiotischen" Mechanismen[33] wie etwa das Androhen oder gar das Verabreichen von Prügeln, das Ziehen am Ohrläppchen oder an den Haaren sind inzwischen obsolet.

Insofern muss die Lehrkraft sich eingestehen, dass ihr pädagogischer Erfolg und damit ihre berufliche Zufriedenheit in hohem Maße von ihren Schüler:innen abhängen. Ist das Schulkind nicht bereit und/oder nicht fähig, ausreichend Aufmerksamkeit in den Unterricht zu investieren, wird es sich wohl kaum das Wissen

33 Nach Luhmann (1984, S. 337 ff.) regulieren die kommunikativen Funktionssysteme der Gesellschaft mithilfe „symbiotischer" Mechanismen ihr Verhältnis zur körperlichen Umwelt. Vor allem in kommunikativen Krisensituationen soll ein Körpereinsatz eine in ihrem Fortgang gefährdete oder ins Stocken geratene Kommunikation wieder in Gang bringen. So werden etwa noch vielerorts Geständnisse durch Folter erzwungen in der wohlbegründeten Annahme, dass Schmerzen die Gesprächsbereitschaft des Beschuldigten erhöhen und so die Fortsetzung der (un-)rechtlichen Kommunikation sicherstellen.

aneignen können, das ihm die Lehrkraft zu vermitteln sucht. Unterricht gelingt dann nicht. Die Unaufmerksamkeit des Schulkindes stellt mithin die schulische Erziehung infrage. ADHS signalisiert insofern ein selbstreferentielles Problem des schulischen Erziehungssystems, als es hierbei nicht fremdreferentiell um bestimmte Wissensinhalte geht, die im Unterricht vermittelt werden sollen. Vielmehr ist es gerade die selbstreferente Vermittlungsfunktion, welche durch eine zu geringe Aufmerksamkeit seitens des Schulkindes beeinträchtigt wird. Solange Aneignungsprobleme auf Schülerseite die Vermittlungsaufgabe der Lehrkraft erschweren oder gar verunmöglichen, ist jedenfalls nichts oder nur zu wenig zu vermitteln. Über Sachen kann solange nicht geredet werden, wie die Aufmerksamkeit des Schulkindes nicht gesichert ist. Mit anderen Worten: In diesem Fall verliert die erzieherische Kommunikation ihre Anschlussfähigkeit auch auf der fremdreferentiellen Seite.

Die Lehrkraft wird sich daher bemühen, die Aufmerksamkeit bei den Schülern (wieder) zu erlangen. Bedenkt man allerdings, dass Schule in der Regel als Gruppenunterricht stattfindet, dürfte es selbst einer höchst motivierten wie auch kompetenten Lehrkraft nicht zuzumuten sein, immer oder auch nur für die meiste Unterrichtszeit einen solch fesselnden Unterricht anzubieten, der die Konkurrenz mit den allfälligen Ablenkungen innerhalb und außerhalb des Klassenraums nicht zu fürchten braucht. Um sich nicht von der Adressierungsproblematik entmutigen zu lassen, muss eine ausreichend gute Lehrkraft darauf vertrauen dürfen, dass die Schulkinder grundsätzlich ihre Aufmerksamkeit auch weniger spannenden und attraktiven Lerninhalten widmen. Zudem sind die Gründe, weswegen ein Kind aufmerksam dem Unterrichtsgeschehen folgt oder dies eben nicht tut, vielfältig und auch zumeist kaum von der Lehrkraft zu beeinflussen. Auch dürfte beispielsweise bei noch jungen Schulkindern eher selten eine intrinsische Motivation vorliegen, sich mit den neuesten Rechtschreib- und Interpunktionsregeln zu beschäftigen.

Im Gegensatz zu seiner Familie wird das Kind in der Schule vornehmlich als Schüler oder Schülerin adressiert. Anders als zuhause wird es in der Schule nicht erwarten können, in der Kommunikation als Vollperson, d. h., als eine Person mit all seinen Ambitionen und Wünschen, Stärken und Schwächen, adressiert zu werden. Im Gegenteil muss das Schulkind damit rechnen, dass es sicherlich nicht ausschließlich, aber auch und bisweilen gar vor allem seine erbrachten Schulleistungen sind, die als Kriterium für die Achtung und Wertschätzung seiner Person dienen[34].

34 In den letzten Jahren dürften sich zumindest Lehrkräfte männlichen Geschlechts geradezu verdächtig machen, sollten sie eine Schülerin unter Absehung oder Relativierung ihrer schulischen Leistungen als Vollperson adressieren.

Die Tatsache, dass es allseits bekannte und akzeptierte Regeln für die besondere Kommunikation des Schulunterrichts gibt, etwa ihre asymmetrische Konfiguration, eröffnet dem Schulkind auch die Möglichkeit, diese Regeln zu missachten, sei es aus Versehen, sei es explizit oppositionell, um so eine Reaktion von Seiten des erwachsenen Erziehers oder der Lehrkraft auf das solchermaßen von der Norm abweichende Verhalten zu provozieren. Insbesondere dann, wenn die Regulation des Selbstwertes mit guten Schulleistungen als nicht praktikabel eingeschätzt werden muss, bietet es sich für das Schulkind an, normwidrige Handlungsweisen einzusetzen. Dabei ist nicht nur eine unüberhörbare Störung des Unterrichts erfolgversprechend. Auch die unübersehbare Demonstration von Unaufmerksamkeit wird ihre Wirkung nicht verfehlen. Die empörte Aufmerksamkeit seitens der Lehrkraft wie auch der Beifall seitens der Mitschüler:innen für eine solche „Coolness“ beweisen die eigene Selbstwirksamkeit, die von pädagogischer Seite „als wichtige Voraussetzung für kompetente Selbst- und Handlungsregulation“ angesehen wird (Schwarzer / Jerusalem 2002), deren Erwerb aber doch in sozial verträglichere Situationen erhofft wird. Überhaupt können auch schlechte Schulleistungen durchaus adressenbildend sein. So sind die Adressen „schlechter Schüler“ oder gar „Schulversager“ zweifellos selbstwertrelevant. Auch wenn sie sich zumeist selbstwertmindernd auswirken dürften, kann ihnen in Ermangelung „besserer“, d. h. mit weniger Kollateralschäden belasteter Alternativen, durchaus auch eine selbstwertstabilisierende Funktion zukommen. „Besser nicht wollen als nicht können“, ließe sich das Motto bzw. das „Narrativ“ einer solchen Lernverweigerung formulieren (vgl. Schleiffer 2012b).

Spätestens beim Übergang vom Kindergarten hin zur Grundschule sollte das Kind gelernt haben, dass es dort nicht erwarten darf, mit allen möglichen kommunikativen Beiträgen den gewünschten Anschluss zu erreichen. Um in den Genuss einer selbstbestätigenden Adressierung zu kommen, ist es daher ratsam, seine Aufmerksamkeit auf die in der Schule geltenden Kommunikationsregeln zu richten, um diese auch befolgen zu können. Andernfalls wird das Schulkind bald zu hören bekommen, dass viele seiner Kommunikationsbeiträge eben „nicht hierher gehören“ und dass es auf solche unpassenden Beiträge künftig tunlichst zu verzichten hat. Es wird dann angehalten, besser darauf zu achten, wie und wann es sich angemessen am Unterricht beteiligen kann.

Tut das Kind dies nicht, wird es kaum das Wissen erwerben können, wie es sich am Unterricht regelkonform beteiligen kann. In einem solchen Fall besteht die Gefahr, dass das betreffende Kind lernt, dass sich am ehesten Regelverletzungen als anschlussfähig erweisen. Schließlich bedarf ein solches abweichendes Handeln keiner größeren intellektuellen Voraussetzungen. Da zudem dessen Wirkung recht sicher vorhersehbar ist, werden die Nachteile eines solchen Handelns mehr oder weniger billigend in Kauf genommen. Allerdings dürfte zumindest die Schulkarriere eines Kindes, das gelernt hat, den kommunikativen Anschluss vornehmlich durch regelverletzendes Verhalten zu kontrollieren, nur unerfreulich verlaufen.

Eine regelkonforme Beteiligung an der schulischen Kommunikation bedeutet jedenfalls immer auch Verzicht. Diese Verzichtsleistung fällt gerade den jungen Schulkindern oft und auch unterschiedlich lange schwer. Daher werden kompetente Grundschullehrer:innen ihren Schüler:innen auch immer wieder Zeiten anbieten, in denen diese über Themen und Sachen reden können, die mit den eigentlichen Unterrichtsthemata „nichts zu tun haben".

Die Unterschiede zwischen Familie und Schule zeigen sich denn auch besonders deutlich in der erzieherischen Kommunikation. Während in der Schule vor allem explizit gelehrt und gelernt wird, auch wenn die Bedeutung des „Hidden Curriculum" bekanntlich nicht zu unterschätzen ist, so hat die moderne Familie ihre Erziehungsfunktion in den letzten Jahrzehnten weitgehend auf die ersten Lebensjahre des Kindes beschränkt. Dieser Prozess dürfte sich fortsetzen, auch wenn es derzeit noch keine Pflicht zum Besuch einer vorschulischen Organisation wie etwa des Kindergartens oder der der Kindertagesstätte gibt. Deren Inanspruchnahme nimmt allerdings zu. Mit ihr wird von Seiten der Schule inzwischen angesichts der hohen elterlichen Erwerbstätigenquote auch gerechnet.[35]

Daher kann erwartet werden, dass Kindern, die vor ihren Eintritt in die Schule keine Gelegenheit hatten, sich mit den kommunikativen Usancen der Schule vertraut zu machen, gerade diese Transition von der Familie hin zur Schule zum Problem wird. Sie werden nicht ohne weiteres auf die ihnen vertraute und Sicherheit versprechende Form der familialen Erziehungskommunikation verzichten wollen, sondern werden versuchen, deren Regeln auch auf die schulische Kommunikation zu übertragen. Ein solcher Selbsthilfeversuch wird sich allerdings auf die schulische Kommunikation und insbesondere auf den Umgang mit Aufmerksamkeit bzw. Unaufmerksamkeit auswirken.

Im Gegensatz zur Familie wird in der Schule aber ein häufiges oder gar gewohnheitsmäßiges Fehlen einer ausreichenden Aufmerksamkeit für den Unterricht als unerwünschtes und er-wartungswidriges Verhalten negativ bewertet. Es

35 Nach Angaben des Statistischen Bundesamtes lag die Erwerbstätigenquote von Frauen mit Kindern von mindestens sechs Jahren im Jahre 2022 bei 78 Prozent. https://www.destatis.de/DE/Themen/Arbeit/Arbeitsmarkt/Qualitaet-Arbeit/Dimension-3/erwerbsbeteiligung-el-tern.html#:~:text=Die%20Erwerbst%C3%A4tigenquote%20von%20Eltern%20mit,dabei%20M%C3%A4nner%20und%20Frauen%20deutlich

kann immer noch mittels einer schlechten sogenannten „Kopfnote“ sanktioniert werden.

5.5 Fokussierte Aufmerksamkeit als Verzicht

Der Vergleich der Kommunikationsformen von moderner Familie und Schule lässt erkennen, dass die wohl wichtigste erzieherische Funktion der Familie darin besteht, ihre Kinder auf die Teilnahme an den unterschiedlichen kommunikativen Systemen der Gesellschaft vorzubereiten. Hierfür ist es notwendig, dass die Kinder über die dort jeweils geltenden Regeln aufgeklärt und zu deren Befolgung motiviert und angeleitet werden. Bei dieser Erziehungsaufgabe lässt sich eine in gewisser Weise paradoxe Konstellation beobachten: Die erzieherische Kommunikation der Familie, bei der es sich um eine „ungehemmte“ Form der Kommunikation handelt, soll auf die Teilnahme an der schulischen Erziehungskommunikation vorbereiten. Diese ist allerdings gänzlich unterschiedlich konfiguriert, nämlich als eine explizite, absichtsvolle und insofern alles andere als ungehemmte Kommunikation.

Gelingt diese Vorbereitung nur unzureichend, dann dürfte der mit der Transition in die Schule geforderte Verzicht auf eine Adresssierung als Vollperson, die für alle ihre kommunikativen Beiträge unabhängig von der jeweiligen Themenwahl eine Adresse findet, manche Kinder überfordern. Es besteht durchaus die Möglichkeit, dass manche Kinder hierfür noch Zeit brauchen, die ihnen bei einer für sie zu frühen Einschulung eben nicht gewährt wird. In diesem Zusammenhang soll auf die bereits erwähnte taiwanische Studie verwiesen werden, wonach ein jüngeres Alter bei der Einschulung mit einem höheren Risiko, eine ADHS zu entwickeln, einherging (Chen et al. 2016). Solche Kinder dürften weniger motiviert sein, die von ihnen erwartete, wenn schon nicht ausschließliche, so doch überwiegende Fokussierung ihrer Aufmerksamkeit auf das Unterrichtsgeschehen und insbesondere auf die Ansagen ihrer Lehrkraft vorzunehmen.

Die Fokussierung der Aufmerksamkeit verlangt eben von dem Schulkind eine Reihe von Einschränkungen und Verzichtsleistungen. Zum einen hat es auf vieles zu verzichten, wenn es sich auf das Unterrichtsgeschehen konzentriert. Es soll sich möglichst nicht ablenken lassen, auch wenn es zur selben Zeit noch so vieles und ganz sicher auch Spannenderes gibt, mit dem es sich zu beschäftigen lohnen würde, in der Außenwelt oder in der Innenwelt, mit den eigenen Vorstellungen und Tagträumereien. Zum anderen hat das Schulkind zu akzeptieren, dass ihm diese Verzichtsleistung von außen angetragen wird, von seiner Lehrerin oder seinem Lehrer. Das Kind hat also auch darauf zu verzichten, selbst bestimmen oder zumindest mitbestimmen zu können, auf was es zu verzichten hat. Es hat zu akzeptieren, dass die erzieherische Kommunikation der Schule in zentraler Hinsicht eindeutig asymmetrisch konfiguriert ist. Das bedeutet, dass das Kind gerade in der Schule verzichten können muss, sich nach Belieben an der Kommunikation beteiligen zu wollen.

5.6 Das Technologiedefizit der Erziehung

Am Problem des ADHS lässt sich auch das von Niklas Luhmann und Karl Eberhard Schorr (1982) aufgestellte und bei professionellen Erzieher:innen doch eher unbeliebte Postulat eines Technologiedefizits der Erziehung veranschaulichen. Diese Aussage verweist darauf, dass es grundsätzlich nicht planbar ist, ob eine in der pädagogischen Kommunikation geäußerte Information sich vermitteln lässt oder nicht. Der Erfolg pädagogischer Vermittlungsbemühungen ist in letzter Konsequenz daher nicht planbar. Er hängt entscheidend von der Aufnahmebereitschaft des Kindes ab und ist insofern nicht sicher vorhersehbar. Ob Informationen, bei denen es sich nach der ikonischen Definition von Gregory Bateson (1987) um Unterschiede handelt, die einen Unterschied ausmachen, beim Kind tatsächlich Veränderungen bewirken, hängt letztlich nicht von derjenigen Person ab, die einen solchen Wunsch hegt, sondern davon, ob das adressierte System auch veränderungsbereit ist. Schließlich kann sich ein autopoietisches System nur selbst verändern. Gerade die Aussage, dass psychische wie auch soziale Systeme sich als autopoietische Systeme grundsätzlich nicht von außen instruktiv verändern, sondern sich allenfalls nur zerstören lassen, gehört denn auch zu den Grundannahmen der differenztheoretischen Systemtheorie.

Postuliert wird eine streng überschneidungsfreie Operationsweise der autopoietischen Systeme, die sich mithilfe ihrer Elemente, aus denen sie bestehen, immer selbst reproduzieren. Wenn aber ein autopoietisches System wie das schulische Erziehungssystem ein anderes autopoietische System, nämlich das psychische System des Schulkindes, nicht direkt zu verändern vermag, muss sich die Frage stellen, wie denn die Schule die ihr zugewiesene Aufgabe einer Personenänderung über eine Vermittlung von Wissen überhaupt erfüllen kann.

Zur Beantwortung dieser Frage bietet sich der Begriff der „strukturellen Kopplung" an, der auf die spezifischen Zusammenhänge zwischen zwei separat operierenden Systemen abzielt, hier dem kommunikativen Unterrichtssystem auf der einen Seite und einem System in dessen Umwelt, eben dem psychischen System des kindlichen Adressaten, auf der anderen Seite. Soll die erzieherische Kommunikation erfolgreich sein, muss sich das an das Kommunikationssystem strukturell gekoppelte psychische System des zu erziehenden Kindes irritieren lassen und das heißt in diesem Fall: sich belehren lassen. Das Kind muss sich mithin auf seine kommunikative Umwelt einstellen, d. h., seine Erwartungsstrukturen so an die pädagogischen Erwartungsstrukturen anpassen, dass die Vermittlung auch gelingen kann. Analog hierzu tun die natürlichen wie auch die professionellen ErzieherInnen gut daran, ihre pädagogischen Beiträge so zu verfassen, dass diese von den Adressaten wohlwollend rezipiert und für den eigenen Strukturaufbau auch genutzt werden. Geschieht dies nicht, besteht die Gefahr unerwünschter kollateraler Wirkungen, da anlässlich von Interaktionen, d. h. einer Kommunikation unter körperlich Anwesenden, Auswirkungen bei den an dieser Kommunikation beteiligten Personen kaum zu verhindern sind.

Psychische Systeme lassen sich bezüglich ihrer Operationsweise in den Worten des österreichische-amerikanischen Physikers und Kybernetikers Heinz von Foerster (1987) lediglich mit nicht-trivialen Maschinen vergleichen, deren Verhalten, wie bereits erwähnt, grundsätzlich nicht vorhersehbar ist. Aus diesem Grunde lassen sich auch die Wirkungen erzieherischer Interventionen nicht vorhersagen. Ob sich die in der schulischen Kommunikation thematisierten Wissensbestände erfolgreich vermitteln lassen, hängt also letztlich von der Aufnahmebereitschaft des Schulkindes ab. Wie für alle Kommunikationsformen, so gilt auch für die Erziehung, dass sich die von der Technik gebotenen Vorteile fester, linearer Ursache-Wirkungs-Zusammenhänge nicht nutzen lassen.

Fehlende oder unzureichende Aufmerksamkeit auf Seiten des Schulkindes konfrontieren die Lehrkraft mit diesem Technologiedefizit. Mit diesem nicht zu leugnenden Tatbestand hat sie sich zu arrangieren. Dieses Manko muss gerade professionelle Erzieher:innen treffen, haben sie sich doch mit der Einsicht abzufinden, die Wirkung ihres absichtsvollen Tuns letztlich nicht kontrollieren zu können. Diese Einsicht schmerzt umso mehr, als dieses Tun mit der explizit „guten Absicht“ (Luhmann 2002, S. 55) geschieht, den ihnen überantworteten Kindern das Wissen zu vermitteln, das es ihnen ermöglicht, sich im späteren Leben möglichst gut zurechtzufinden.

6 ADHS als Problemlösung

6.1 ADHS: Ein komplexes Problemsystem

Die ständige Unaufmerksamkeit eines Schulkindes verweist auf ein ausgesprochen komplexes Problem, dessen Komplexität schon die Problemlösung erschweren muss. Dabei ist diese Komplexität zurückzuführen zum einen auf ein ausgesprochen umfängliches Bedingungsgefüge. Zum anderen lässt sich neben diesem quantitativen Aspekt insofern auch ein qualitativer Aspekt beschreiben, als bei den pädagogischen wie auch bei den psychotherapeutischen Interventionen die Gefahr besteht, dass sich ein selbstreferenter Zirkel einstellt, der die Erfolgsaussichten der angesagten Interventionen verringern kann.

Schon die bloße Komplexität des Problems erschwert seine Lösung, sind doch mehrere psychische wie auch soziale Systeme betroffen, die zusammen ein Problemsystem bilden. Man kann davon ausgehen, dass bei den betroffenen Kindern selbst anfänglich eher selten eine Problemeinsicht, geschweige denn ein Leidendruck besteht. Kaum jemals ersucht denn auch ein Kind wegen einer vermeintlichen ADHS selbst um professionelle Abhilfe. Vielmehr tun dies die erwachsenen Bezugspersonen, sei es, dass die Aufmerksamkeitsstörung ihres Kindes sie daran hindert, ihrem Erziehungsgeschäft erfolgreich nachzukommen, sei es, dass die Schule beredte Klage über das Kind führt.

Angesichts der Bedeutung eines dokumentierten Schulabschlusses als Weichenstellung für den Lebenslauf kann es nicht verwundern, dass es sich bei den Themen Schule, Schulbesuch und Schulleistung um ausgesprochen konfliktanfällige Themen handelt. Das aufmerksamkeitsgestörte, in der Schule unaufmerksame Kind, wird daher von seinen erwachsenen Bezugspersonen als Problemkind erlebt und nicht zuletzt dann als ein ADHS-Kind identifiziert, wenn es die von ihm geforderten Leistungen nicht erbringt oder wenn es unter der Kritik oder den Sanktionen seitens seiner personalen Umwelt zu leiden hat. Dabei stößt das unaufmerksame und hypermotorische Kind auch bei seinen Mitschüler:innen in der Regel auf Ablehnung, da es diesen mit seinem Verhalten mit der Zeit einfach „auf den Geist geht“. So steht denn auch eine Entlastung versprechende Problemlösung wie eine Veränderung der schulischen Situation etwa mit einer Umschulung kaum jemals zur Verfügung.

Da es sich nicht nur um eine passagere Störung handelt, muss das Schulsystem reagieren, kann es doch seine ihm von der Gesellschaft zugewiesene erzieherische Funktion der Wissensvermittlung nicht mehr erfüllen. Schließlich erschwert die immer wieder auftretende Unaufmerksamkeit es dem Kind, sich adäquat an dieser Kommunikation zu beteiligen. Es wird daher zu wenig von der Komplexität der sozialen Systeme von Schule und Familie profitieren können im Sinne einer eingeschränkten Interpenetration.

Betroffen von diesem Problem ist dabei nicht nur das Schulkind selbst. Auch dessen Lehrer und Lehrerinnen sind Betroffene, können sie ihren Unterricht doch nicht wie geplant durchführen. Dabei verdeutlicht ihnen das Aufmerksamkeitsproblem ihrer Schulkinder, wie sehr ihr eigener pädagogischer Erfolg abhängt von Kooperation ihrer Schulkinder. Mit diesem Risiko einer möglichen Frustration haben die Lehrkräfte grundsätzlich zurechtzukommen. Aber auch die Eltern leiden unter den Schulproblemen ihres in der Schule unaufmerksamen Kinder. Ihre Sorgen verwandeln sich in Ärger, sollten sie bemerken, dass sich ihr Kind vor dem TV oder der Spielkonsole weniger oder überhaupt nicht unkonzentriert verhält. Das unaufmerksame Kind sorgt mithin auch zuhause für Sorgen und Unstimmigkeiten. Ist es mit der Beziehung der Eltern untereinander bereits nicht zum Besten bestellt, können die schulischen Probleme ihres unaufmerksamen Kindes den familialen Stress erhöhen und so die Qualität der elterlichen Beziehung reduzieren.

Kindern, die dem Schulunterricht nicht die notwendige Aufmerksamkeit widmen und gar zu dessen Scheitern beitragen, wird im Medizinsystem häufig die Diagnose ADHS attestiert. Wie bereits erwähnt, gilt diese Störung als ein ausgesprochen potenter psychiatrischer Risikofaktor. Das betrifft insbesondere die Entwicklung hin zu einer dissozialen Störung. Kinder, die dem Unterricht in der Schule nicht aufmerksam folgen, werden in der Regel eher mit schlechten Schulleistungen aufwarten. Die Frustration ob dieser durchaus depressionsfördernden akademischen Minderleistung lässt sich durchaus erfolgversprechend kontrollieren mithilfe einer aktiv herbeigeführten, durchaus gewollten Leistungsverweigerung. Als mögliche Konsequenz des Schulversagens und der kollateralen, dissozial motivierten Rehabilitationsbemühungen mag dann gar eine Exklusion aus der Regelschule erwogen werden.

Die ständige Unaufmerksamkeit des Kindes stört die Kommunikation in einer Reihe von sozialen Systemen. Das eingängige Akronym ADHS verweist somit auf ein komplexes Problem, mit dem in unterschiedlichen Kontexten viele Personen befasst sind. Somit erweist sich das Thema ADHS als ungemein anschlussfähig, so vor allem bei den Mitgliedern der vorschulischen und schulischen Institutionen wie auch bei den Familienangehörigen des betroffenen Kindes. Auch im Freizeitbereich, etwa in Sportvereinen, bleiben Klagen nicht aus. Insofern ist die Rede vom Bestehen eines polykontexturalen „Problemsystems" (Ludewig 1988) nur allzu berechtigt. Zuletzt darf nicht unerwähnt bleiben, dass die Pharmaindustrie von dieser Anschlussfähigkeit der ADHS-Thematik in den unterschiedlichen Funktionssystemen der Gesellschaft außerordentlich profitiert und es daher nicht überraschen kann, wenn diese dem Thema ADHS weitere Popularität zu verschaffen sucht. Dabei kann sich die Pharmaindustrie die eingeübte, lukrative strukturelle Kopplung von (pharmazeutischem) Wirtschaftssystem und modernem Medizinsystem zunutze machen.

6.2 ADHS und die Gefahr des selbstreferentiellen Zirkels

Aber nicht nur die schiere, gewissermaßen quantitative Komplexität des Problems erschwert dessen Lösung. Erschwert wird sie auch dadurch, dass es sich bei der Aufmerksamkeitsstörung des sogenannten „ADHS-Kindes“ nicht nur um das zu lösende Problem handelt, sondern dass gerade dieses Problem auch seine Lösung behindert. Während eine unzureichende Aufmerksamkeit des Kindes zu einem Aneignungsproblem führt, ist die therapeutischen Kommunikation ebenfalls auf ihrer selbstreferenten Seite gestört. Dieser Umstand wird sich erschwerend auf jeden Versuch auswirken, das Problem mit kommunikativen, erzieherischen oder auch psychotherapeutischen, Mitteln lösen zu wollen.

Denn hierbei sind Psychotherapeut:innen auch darauf angewiesen, dass ihre Klientel ihren Verlautbarungen und Vorschlägen die notwendige Aufmerksamkeit entgegenbringt. Insofern sind sowohl die pädagogische Kommunikation der Schule als auch die Kommunikation in einem therapeutischen Setting ähnlich konfiguriert. Bei beiden Kommunikationsformen handelt es sich um eine prägnant absichtsvolle Kommunikation, bei der eine Veränderung bei den psychischen Systemen des Schulkindes bzw. des Klienten angestrebt wird. So soll das unaufmerksame und unruhige Kind dem Schulunterricht wieder aufmerksam und kooperationswillig folgen. Daher kann eine solche Verhaltensänderung durchaus auch als ein recht valides Kriterium für den Erfolg einer solchen Intervention gelten. Auch besteht zwischen Lehrendem und Lernenden wie auch zwischen Therapeut:in und Klient:in ein asymmetrisches Verhältnis allen Forderungen an die Lehrkräfte, ihren Schülern und Schülerinnen „auf Augenhöhe“ zu begegnen, zum Trotz (hierzu: Bressler / Rotter 2019).

Insofern gleichen sich auch die Probleme, die sich anlässlich von pädagogischen oder psychotherapeutischen Interventionen auftun, gerade denjenigen Problemen, welche diese Interventionen zu lösen anstreben. Es liegt nahe, in diesem tautologischen Kommunikationsproblem von Mitteilung und Aneignung auch einen Grund für die insgesamt doch bescheidene Erfolgsquote gerade psychotherapeutischer Verfahren bei der Behandlung des ADHS zu vermuten. Evaluationsstudien wie etwa der von Buitelaar et al. (2022) zufolge soll Psychotherapie nicht unbedingt erfolgreicher sein als eine ausschließlich medikamentöse Therapie mit Stimulanzien. Dieses ernüchternde Ergebnis kann nicht unbedingt überraschen, ist doch unabdingbare Voraussetzung für eine erfolgreiche psychotherapeutische Intervention immer eine motivierte Kooperation des Patienten bzw. Klienten. Das bedeutet aber, dass gerade von einem aufmerksamkeitsgestörten Kind verlangt wird, besondere Aufmerksamkeit für den therapeutischen Prozess zu investieren, um von diesem profitieren zu können. Als Folge ist nicht auszuschließen, dass sich dieser selbstreferente Zirkel zu einem dauerhaften, den Erfolg solcher Interventionen limitierenden Teufelskreis verfestigt.

Ein solches selbstreferentielles Kommunikationsproblem lässt daher gerade eine systemexterne Lösung geraten erscheinen. Einen Ausweg aus diesem selbstreferenten Zirkel verspricht dann die Inanspruchnahme des Körpers, der für die beiden jeweils im Medium des Sinns operierenden Systeme von Psyche und Kommunikation zu deren Umwelt gehört. Dabei handelt es sich beim Körper allerdings um eine besondere Umwelt, ist er doch für die beiden Systeme bestandsnotwendig. So kann das psychische System sich seines Körpers nicht entledigen. Dieser ist immer dabei.

6.3 Psychopharmakologie als Problemlösung

Verwendet man nochmals die bereits bemühte Maschinenmetapher von Heinz von Foerster (1987), dann muss dem Körper der Status einer, wenn auch höchstkomplexen, Trivialmaschine zugestanden werden. Dabei sollte der Begriff der Trivialmaschine keinesfalls abwertend benutzt werden. Im Gegenteil ist die Trivialität etwa von Maschinen oder Automaten ausgesprochen nützlich. Schließlich würde ein Fahrkartenautomat, sollte er wider Erwarten nicht trivial funktionieren und etwa vor der Herausgabe der Fahrkarte erst einmal den:die Benutzer:in nach der Berechtigung oder der Umweltverträglichkeit der geplanten Reise befragen, doch sehr befremden.

Da bei trivialen Maschinen oder technischen Systemen eine feste Kopplung von Ursachen und Wirkung besteht, reagieren triviale Maschinen auf die gleiche Anregung von außen immer auf die gleiche Weise. Tun sie das nicht, sind sie kaputt und müssen repariert oder gar entsorgt werden. Das unterscheidet sie von psychischen oder sozialen Systemen. Beim psychischen System handelt es sich wie bei einem sozialen System jeweils um ein im Medium des Sinns operierendes System, dessen Operationen daher grundsätzlich kontingent erfolgen. Sie sind mit anderen Worten weder notwendig noch unmöglich, sondern auch anders möglich (Luhmann 1984, S. 152). Dem Kind ist es mithin möglich, sich so zu verhalten, muss dies aber nicht notwendig auf diese Weise tun. Als sinnhaft operierendes

System ist die Psyche daher auch in der Lage, das Verhalten auf eine Art einzurichten, dass es von außen so erscheint, als handele es sich um ein triviales System. Eine solche psychische Selbsttrivialisierung, die ein hohes Maß an Vorhersehbarkeit impliziert, wird denn auch bekanntlich in vielen sozialen Situationen erwartet, so etwa im Straßenverkehr, bei dem ein nicht-triviales Handeln durchaus lebensgefährliche Folgen nach sich zöge, oder vor der Kinokasse, bei der ein nicht-triviales Sich-Vordrängeln weniger als ein sinnverbürgendes, die Autonomie beweisendes denn als ein unmoralisches Handeln diskreditiert werden dürfte. Wird die Trivialisierung also selbst vorgenommen, dann lässt sich hierbei durchaus von einem erwünschten Akt absichtsvollen und damit sinnhaften Handelns sprechen. Ein Kind, dem aufgrund seiner Probleme mit einer fokussierten Investition von Aufmerksamkeit die Diagnose ADHS attestiert wird, steht diese Fähigkeit zur Selbsttrivialisierung (noch) lediglich eingeschränkt zur Verfügung.

Strebt man bei seinen Interventionen eine möglichst hohe Vorhersagbarkeit und Wirkungsgenauigkeit an, dann erscheint es folgerichtig, sich in erster Linie für den Einsatz somatotherapeutischer Verfahren zu entscheiden. Da diese Interventionsformen primär den Körper in Anspruch nehmen, sollte ihre Wirkung im Vergleich zu psychotherapeutischen Verfahren, bei denen definitionsgemäß psychologische Mittel zum Einsatz kommen, eher vorhersehbar sein. Schließlich sind die Wirkungen therapeutischer Interventionen im somatischen Bereich und damit auch von pharmakotherapeutischen Eingriffen in den Hirnstoffwechsel bei aller Komplexität doch eher auszurechnen als die pädagogischer oder gar psychotherapeutischer Interventionen, die psychologische Mittel einsetzen. Zudem führt die besondere Fähigkeit psychischer wie auch kommunikativer Systeme, als jeweils sinnhaft operierende Systeme die Differenz zu ihrer Umwelt in sich selbst beobachten zu können, dazu, dass sie für außenstehende Beobachter:innen letztlich intransparent bleiben.

Das heute wichtigste somatotherapeutische Verfahren ist die Psychopharmakotherapie, die im Falle der ADHS in der Regel mit Stimulanzien durchgeführt wird. Unter diesen Medikamenten wiederum kommt der Substanz Methylphenidat, die unter dem Handelsnamen Ritalin auf dem Markt ist, die größte Bedeutung zu.[36]

36 Im Jahre 2023 kam es zu einem Konflikt um die Aufnahme von Methylphenidat in die „WHO Model Lists of Essential Medicines", der von der Weltgesundheitsorganisation herausgegebenen Modellliste unentbehrlicher Arzneimittel (vgl. Cortese et al. 2023). Diese Liste umfasst bewährte Medikamente wie etwa die Schmerzmittel Paracetamol und Acetylsalicylsäure, das Antiepileptikum Carbamazepin, das Glukokortikoid Prednisolon, das Antibiotikum Ampicillin oder den Tranquilizer Diazepam (Valium). Gegen den abschlägigen Bescheid der WHO in Sachen Methylphenidat protestierte eine Reihe bekannter Mediziner. In ihrer Arbeit, mit der sie die Unentbehrlichkeit dieses Medikaments zu begründen suchten, geriet die obligate Erklärung zu möglichen Interessenkonflikten ausgesprochen umfangreich. Honi soit qui mal y pense!

Um die Indikation für eine solche psychopharmakologische Intervention gut zu begründen, liegt es nahe, das zu lösende Problem als zumindest überwiegend somatogen bzw. organisch bedingt auszuweisen. Im Falle der ADHS wird dann auf eine erblich bedingte Störung des Neurotransmitterhaushalts verwiesen. Diese Argumentation legt eine trivialisierende Somatisierung nahe.

In gewisser Weise lässt sich die Gabe von Ritalin durchaus als ein substitutiver symbiotischer Mechanismus erzieherischer Kommunikation beobachten, wird doch mit diesem neurochemischen Eingriff in den Hirnstoffwechsel der Körper in Anspruch genommen, um eine Fortsetzung der gestörten pädagogischen Kommunikation zu erreichen. Da es von Rechts wegen ausschließlich Ärzten und Ärztinnen erlaubt ist, ein Medikament zu verordnen, dürfte eine solche medizinische Intervention gewissermaßen als Kollateralschaden das Renommee gerade professioneller PädagogInnen allerdings nicht gerade erhöhen. Das Problem dürfte sich noch verschärfen, ist doch nicht damit zu rechnen, dass sich die oben beschriebenen Unterschiede zwischen familialer und schulischer Kommunikation in absehbarer Zeit verringern könnten. Das Gegenteil dürfte der Fall sein, lässt sich doch beobachten, dass die Familie aus ökonomischen Gründen ihre Erziehungsfunktion zunehmend an schulische wie auch an vorschulische Bildungseinrichtungen abgibt.

Da psychotrop wirksame Mittel zumindest in der BRD rezeptpflichtig sind, müssen sie von ärztlicher Seite verschrieben werden. Daher bedarf es vor einem Einsatz des Psychopharmakons Methyphenidat der Krankschreibung des Kindes, dem dadurch die Rolle eines Patienten zugewiesen wird. Somit wird dessen Problem als Ausdruck oder Symptom einer Krankheit bzw. krankhaften Störung ausgewiesen. Nur dann, wenn sich eine Krankheit diagnostizieren lässt, möglichst abgesichert durch die Diagnose einer definierten, in den offiziellen Klassifikationssystemen von DSM oder ICD aufgelisteten Krankheit, lässt sich die verordnete Substanz auch als Medikament bezeichnen. Andernfalls ist damit zu rechnen, dass die Verabreichung einer solchen Substanz als ein riskantes Neuroenhancement oder als Verabreichung eines bloßen Lifestyle-Arzneimittels, durch deren Anwendung eine Erhöhung der Lebensqualität erreicht werden soll, diskreditiert wird. Auf dessen ethisch fragwürdige Konnotation verweist schon die populäre Bezeichnung „Hirndoping“[37]. Insofern vermag die diagnostische Feststellung einer Krankheit dem Arzt oder der Ärztin den Rückhalt der ärztlichen Gemeinschaft zu sichern und sie davor bewahren, sich in der Schmuddelecke von Doping und Drogensumpf wiederzufinden.

---

37 Zur pädagogischen Diskussion des Neuroenhancement vgl. Michaela Lanzerath (2024).

Bisweilen wird ADHS auch als Abkürzung für Aufmerksamkeitsdefizit-Syndrom verwendet. Dabei erweisen sich schon die beiden Bestandteile dieses eingängigen Akronyms, nämlich die Begriffe Defizit und Syndrom, als geeignet, das Problem Unaufmerksamkeit als ein Thema des Medizinsystems auszuweisen. Schließlich hat die Medizin es allen wohlfeilen Forderungen nach Ressourcenorientierung zum Trotz in erster Linie mit dem Vorhandensein oder der Prävention von Funktionsdefiziten zu tun. Insofern ist auch die populäre Rede von einer zu kritisierenden und angeblich inhumanen Defizitorientierung der Medizin doch überwiegend auf professionspolitische Ambitionen zurückführen.

6.4 Die Diagnose ADHS als Problemlösung

Die Medizin hat es traditionell in erster Linie mit Unregelmäßigkeiten des Körpers zu tun. Aber auch für den Fall, dass ein Verhalten sich nicht nachvollziehen lässt und sich unverständlich ausnimmt, besteht die Tendenz, dieses Verhalten als Folge einer Krankheit zu erklären und so zur Sache der Medizin zu machen (Simon 1995). Das gleiche Vorgehen bietet sich auch an, sollte sich die Kommunikation allzu schwertun, einen komplexen Sachverhalt anschlussfähig zu thematisieren. Dann wird der Körper bemüht im Sinne des oben bereits erwähnten symbiotischen Mechanismus. Schließlich lässt sich der Körper im Vergleich zu psychischen oder sozialen Objekten deutlich zielgerechter und überprüfbarer handhaben und behandeln.

Geht es um Krankheiten, wird ein Geschehen im Modus des Erlebens thematisiert, als ein Geschehen, welches das Individuum regelhaft ohne dessen Zutun (be-)trifft und dessen Verursachung daher systemextern zu lokalisieren ist. Die kranke Person wird somit von einer schuldhaften Verantwortlichkeit für diesen negativ bewerteten Zustand entbunden. Auch wird sie in der Patientenrolle von vielen Rollenverpflichtungen befreit. Eine Äußerung von Vorwürfen lässt sich nur für den Fall rechtfertigen, dass dieser Zustand fahrlässig durch unvorsichtiges Handeln oder absichtlich wie etwa durch selbstverletzendes Handeln herbeigeführt wurde[38]. Im Gegenzug zu dieser Entschuldung hat sich die kranke Person allerdings in angemessener Weise um ihre Gesundwerdung zu bemühen (vgl. Reibling 2021). Krankheit ist also grundsätzlich ein moralindifferentes Geschehen, mit dem im Modus des Erlebens und nicht in dem des Handelns umzugehen ist. Dies ist auch bei der ADHS der Fall.

38 Zur Funktion selbstverletzendes Handeln: vgl. Schleiffer (1998).

Die Diagnose ADHS zeigt damit an, dass es sich bei der kindlichen Unaufmerksamkeit und/oder der Hypermotorik letztlich nicht um eine Verhaltensstörung handelt, sondern dass diese Verhaltensauffälligkeiten als Symptome einer neurologischen Entwicklungsstörung zu gelten haben, die daher zuallererst einer medizinischen Therapie und eben nicht einer erzieherischen Einflussnahme bedürfen. Diese Hinwendung zu einer somatologischen, neuropathologischen Sichtweise spiegelt sich auch in der Nomenklatur wider. Verwies die früher gebräuchliche diagnostische Bezeichnung „Hyperkinetisches Syndrom“ auf eine Verhaltensauffälligkeit bzw. eine Verhaltensstörung, heißt das Störungsbild seit dem Erscheinen der DSM-IV in den 1990er-Jahren „Aufmerksamkeits-Defizit-Hyperaktivitätsstörung“.

Wenn es sich um eine somatische Störung handelt, dann ist die Therapie der ADHS eindeutig Sache der Kinderheilkunde oder, sollte eine kinderpsychiatrische Expertise nachgefragt sein, zumindest Sache einer Biologischen Psychiatrie, welche psychische Störungen ursächlich auf körperliche Dysfunktionen zurückführt. Insofern schlägt die Medizin für eine komplexe Problematik, wie sie bei der Aufmerksamkeitsstörung vorliegt, eine ungemein komplexitätsreduzierende Lösung vor. Die Unaufmerksamkeit des Schulkindes wird als Symptom einer neuropathologischen Krankheit aufgefasst, deren eingängige Abkürzung ADHS bereits Eingang in die Alltagssprache gefunden hat. Als therapeutische Maßnahme wird dann eine Psychopharmakotherapie mit dem Stimulans Methylphenidat, weithin bekannt unter der Markenbezeichnung Ritalin, vorgeschlagen. Somit stellt die Diagnose ADHS für ein komplexes wie auch brisantes Problem eine triviale[39] und im wahrsten Sinne des Wortes handhabbare Problemlösung in Aussicht.

Diese nosologische Entscheidung für eine biomedizinische Verursachung ist insofern bedeutsam, als sich nun auch eine stigmatisierende Psychiatrisierung vermeiden lässt. Schließlich ist eine Stigmatisierung bei somatogenen, also körperlich bedingten Störungen weit weniger zu befürchten als bei psychogenen, d. h. psychisch bedingten Verhaltensstörungen. Insofern sind Prozesse einer Medikalisierung von denen einer Psychiatrisierung durchaus zu unterscheiden.

---

39 Die Trivialität, das Nicht-Besondere, drückt sich schon darin aus, dass der Markenname Ritalin seit geraumer Zeit als ein Deonym verwendet wird, d. h., als Bezeichnung für ein Präparat aus der Medikamentengruppe der Stimulanzien, ähnlich wie etwa die Bezeichnung „Tempo-Taschentuch“ für ein Papiertaschentuch oder „Uhu“ für einen Klebstoff. Aber auch schon der hohe Bekanntheitsgrad des Akronyms „ADHS“ verweist auf diesen Trivialisierungsprozess.

7 Medikalisierung

Nicht nur die Körperorientierung anlässlich der medikamentösen Therapie der ADHS, sondern die Thematisierung von Aufmerksamkeitsproblemen im Medizinsystem überhaupt werden häufig als paradigmatisch für den Prozess einer zu kritisierenden Medikalisierung angesehen. Medikalisierung wurde in den 1960er-Jahren zu einem viel diskutierten Thema in der amerikanischen Medizinsoziologie. Deren wichtigster Vertreter Peter Conrad definiert Medikalisierung als „the process by which nonmedical problems become defined and treated as medical problems often requiring medical treatment" (Conrad / Bergely 2015, S. 109).

Neben dem hyperkinetischen Verhalten, an dem Peter Conrad seine Theorie der Medikalisierung abweichenden Verhaltens ursprünglich entwickelte, werden in der Literatur eine Reihe weitere Situationen oder Befindlichkeiten genannt, die einen solchen Medikalisierungsprozess auslösen könnten. Es sind dies u. a. Zustände von Angst und Bedrückung, überhaupt ein allgemeines Unwohlsein oder Unglücklichsein, das sogenannte „Burnout", zudem auch besorgniserregende Verhaltensweisen wie selbstverletzendes oder suizidales Handeln. Aber auch weitere belastende, den Selbstwert beeinträchtigende körperliche Zustände wie Adipositas oder Glatzenbildung, die Menopause, eine erektile Insuffizienz oder auch die jüngst kreierte „female sexual dysfunction" (Weinberger et al. 2018) wurden als Krankheiten deklariert und damit dem Zuständigkeitsbereich des Medizinsystems zugewiesen. Bei weiteren psychischen Befindlichkeiten oder Verhaltensweisen wird noch diskutiert, ob sich diese überhaupt als psychische Störungen oder gar Krankheiten auffassen lassen, wie etwa Schüchternheit, Trauer nach einem Verlustereignis oder Suchtverhalten.

Der Medikalisierung kindlicher Verhaltensauffälligkeiten, wie der von Unaufmerksamkeit oder der motorischen Unruhe, kommt nach Conrad (1975) die Funktion einer, über medizinisches Wissen vermittelten, sozialen Kontrolle anlässlich der Nichterfüllung gesellschaftlicher Erwartungen zu. Als treibende Kraft für diesen Prozess wird dabei der Neoliberalismus ausgemacht, dessen ökonomisch motivierte Leistungserwartungen manche Kinder überforderten. Diese würden als Reaktion darauf ein Problemverhalten entwickeln, das sich dann medikalisieren ließe (vgl. Hirth 2021).

Auch von psychoanalytischer Seite wird die eindrucksvolle Häufigkeitszunahme der ADHS als Hinweis auf eine „Medikalisierung des Sozialen" interpretiert, wobei Psychopharmaka wie das Ritalin als Mittel zur „Naturbeherrschung am Menschen“ (Amt 2006) eingesetzt würden. Diese These wird gestützt mit den Ergebnissen der psychoanalytisch inspirierten Frankfurter Präventionsstudie „Zur psychischen und psychosozialen Integration von verhaltensauffälligen Kindern (insbesondere von ADHS) im Kindergartenalter“ (Luzinger-Bohleber et al. 2006).

Auf Medikalisierungsprozesse wird zudem auch von sozialpädagogischer Seite kritisch hingewiesen. So sei es zu kritisieren, „wenn in Handlungsfeldern der Sozialen Arbeit klinische Diagnosen anstelle von professionsspezifischen Ansätzen des Fallverstehens den Ausgangspunkt für sozialpädagogisches Handeln setzen“ und wenn dort „eine Orientierung an klinischen Kriterien dazu führt, dass vor allem anderen Disziplinen die Deutungshoheit bezüglich Erziehungskonstellationen zugesprochen wird (Medizin, klinische Psychologie), andere Berufsgruppen diesbezüglich als vorrangig betrachtet werden (z. B. Ärzt:innenschaft, Psychotherapeut:innen) und sozialpädagogische Ansätze zumindest in Teilen ersetzt werden statt einer gegenseitigen Ergänzung (z. B. Psychotherapie, psychologische Verhaltenstrainings oder Medikation)“ (Schübel 2023, S. 130).

Überhaupt wird der Begriff der Medikalisierung überwiegend pejorativ in gesellschaftskritischer Absicht verwendet. Demnach sorge die Medikalisierung letztlich dafür, dass „eigentlich“ nicht-medizinische Probleme oder Themen ungerechtfertigterweise zu medizinischen gemacht würden. Insbesondere den Pharmakonzernen wird dabei vorgeworfen, ihren Gewinn dadurch maximieren zu wollen, dass sie allgemeine Lebensprobleme zu Gesundheitsproblemen umdeuteten oder gar Krankheiten erfänden, um so möglichst viele Menschen, wenn nicht zu Kranken, so doch zu Konsument:innen ihrer Produkte zu machen.

7.1 Die Diagnose ADHS und ihre kommunikativen Folgen

Doch nicht nur kritikwürdige Folgen, sondern auch positive Auswirkungen sind dem Prozess der Medikalisierung zu konzedieren. So lässt sich von einer Medikalisierung durchaus auch eine Destigmatisierung von Kindern erhoffen, wenn etwa wie im Fall der ADHS einem unaufmerksamen und hypermotorischen Kind dieses Verhalten nicht mehr als ein ungebührliches oder gar dissozial-aggressives Verhalten vorzuwerfen ist. Moralisch bewerten lässt sich schließlich nur ein frei gewähltes, kontingentes und somit sinnhaftes Handeln.

Auch wenn es sich beim Gehirn um ein immens komplexes Körperorgan handelt, führt die beim Prozess der Medikalisierung erfolgende Hinwendung zum Körper zu einer beträchtlichen Komplexitätsreduktion. Von der Behandlung eines primär somatischen Problems mit psychoaktiven Substanzen wie etwa mit der des Methylphenidats lässt sich gar ein Ausgleich des bereits oben erwähnten Technologiedefizits erhoffen, das die Erfolgsaussichten von Erziehung doch immer begrenzt.

Beim Thema ADHS lässt sich Medikalisierung allerdings enger definieren, nämlich als ein Prozess der Pharmazeutikalisierung, bei der die medizinische Behandlung weitgehend auf eine medikamentöse Versorgung reduziert wird. Insofern lässt sich der Einsatz des Wirkstoffs Methylphenidat bei der ADHS durchaus als ein moderner quasi-symbiotischer Mechanismus des Medizinsystems ansehen. Geriet in früheren Zeiten die pädagogische Kommunikation, insbesondere die der Schule, durch kindliche Verhaltensweisen wie Unaufmerksamkeit und motorischer Unruhe in eine Krise, standen als symbiotische Mechanismen zur kommunikativen Krisenbewältigung vornehmlich etwa der Rohrstock, die Backpfeife oder ein An-den-Haaren-Ziehen zur Verfügung. Wie der Pädagoge Volker Krumm (2010) anmerkt, avancierte gar die Rute zum „Standessymbol der Lehrer". Verwiesen sei auch auf den Lehrer Lämpel aus „Max und Moritz", der erstmals 1865 erschienenen „Lausbubengeschichte" von Wilhelm Busch.

Diese körperorientierten pädagogischen Methoden gelten inzwischen als obsolet. Gewissermaßen als deren funktionale Äquivalente lassen sich heute Psychopharmaka bzw. psychotrope Substanzen einsetzen, die über einen Effekt auf das Gehirn zumeist eine sedierende und damit auch pazifizierende Wirkung auf das Körperverhalten haben und wie im Falle des Methylphenidats über einen Eingriff in den Dopaminstoffwechsel die Konzentrationsfähigkeit steigern sollen[40].

Die Medikalisierung wie auch Pharmazeutikalisierung von Problemen der Erziehungskommunikation und ihre offenkundige Anschlussfähigkeit in der Gesellschaft verdanken sich letztlich dem Versprechen, auch für diese Art von Problemen eine unkomplizierte wie auch recht sicher vorhersehbare Problemlösung vorzuhalten. Dies geschieht, indem etwa die Unaufmerksamkeit, bei der doch zuvörderst psychische wie auch soziale Aspekte auszumachen sind, auf ein rein oder zumindest überwiegend körperliches Problem reduziert wird, dessen Lösung dann auch nur von Interventionen, die in somatische Prozesse eingreifen, zu erwarten ist.

Diese Vorgänge lassen auch verstehen, warum die Aufklärung über das Vorliegen einer Krankheit wie im Falle der ADHS nicht, wie es eigentlich sonst eher zu

40 Daher auch die populären, ursprünglich in psychiatriekritischer oder gar antipsychiatrischer Absicht getätigten Formulierungen wie „chemische Zwangsjacke" oder „Pillenkeule". Das Wirkprinzip des Amphetaminderivats Methylphenidats ist allerdings noch keineswegs in Gänze verstanden.

erwarten wäre, bei den Betroffenen und insbesondere bei den erwachsenen Bezugspersonen nicht gerade Unsicherheit und Besorgnis auslöst. Im Gegenteil ist immer wieder zu beobachten, dass sich die Medikalisierung des Aufmerksamkeitsproblems, d. h. das Postulat einer körperlich bedingten Krankhaftigkeit dieser Störung, durchaus entspannend auswirkt, zumal hierbei quasi automatisch eine erfolgreiche Therapie assoziiert und propagiert wird, eben die medikamentöse Therapie mit dem Stimulans Methylphenidat.

Noch auf weitere Besonderheiten soll verwiesen werden. Während in aller Regel im Alltag zuerst eine Krankheit diagnostiziert und daraufhin nach einer passenden Therapie gesucht wird, lässt sich im Falle der ADHS häufig eine konträre Abfolge rekonstruieren. So steht erst einmal mit dem Methylphenidat eine psychotrop wirkende Substanz zur Verfügung, woraufhin in einem zweiten Schritt mit der ADHS die passende Krankheit gefunden oder gar erfunden wird, welche den Einsatz dieser psychotropen Substanz als Medikament ermöglicht. Überdies sollte als ein nicht zu unterschätzender Kollateralnutzen für Angehörige des Medizinsystems nicht unerwähnt bleiben die sich durch die Medikalisierung auftuende Möglichkeit, beim finanziell üppig ausgestatteten „medizinisch-industriellen Komplex" Forschungsgelder zu akquirieren.

7.2 Zum Nutzen der Diagnose ADHS für die vom Problem Betroffenen

Auch wenn es in jeder Wissenschaft auch um Komplexitätsreduktion gehen muss, so fällt im Falle der ADHS doch die überaus große Diskrepanz zwischen der Komplexität der neuropsychologischen Diskussion auf der einen Seite und der Trivialität der den Kindern mit ADHS weithin angebotenen Behandlung auf der anderen Seite auf. Zweifellos muss Komplexität drastisch reduziert werden, will man handlungsfähig bleiben, etwa als Lehrkraft den Unterricht erfolgreich durchführen oder als Arzt oder Ärztin die Eltern erziehungsschwieriger Kinder beraten und beruhigen können. Ein biologistischer Reduktionismus, bei dem das Problem einseitig in einer Störung des Neurotransmitterhaushalts lokalisiert wird, verspricht offensichtlich Abhilfe. So wird inzwischen in der Öffentlichkeit geradezu reflexhaft mit der Diagnose „ADHS" das Psychopharmakon Ritalin assoziiert. Dessen Verschreibungszahlen sprechen diesbezüglich denn auch eine eindeutige Sprache. Auch wenn die Anwendung des biomedizinischen Modells den therapeutischen Nutzen der wissenschaftlichen Erkenntnisse eher behindern dürfte (vgl. Sonuga-Barke/Halperin 2010), so bringt dieses reduktionistische Vorgehen doch zweifellos für viele Beteiligte Vorteile mit sich.

Immer wieder als Hauptprofiteur der Medikalisierung hervorgehoben wird die Pharmazeutische Industrie, von deren finanziellen Zuwendungen in Zeiten einer biologisch orientierten Psychiatrie sowohl das medizinische Versorgungssystem wie auch das medizinische Wissenschaftssystem in hohem Maße abhängig sind. Da die Medikalisierung im Falle der sogenannten „ADHS" eine Pharamazeutikalisierung impliziert, avancierte das Geschäft mit Stimulanzien für „Big Pharma" zu einem Milliardengeschäft.[41]

Durch die Medikalisierung wird das als problematisch angesehene Verhalten zur Sache nicht nur von Ärzt:innen, sondern auch von weiteren medizinischen oder medizinaffinen Expert:innen wie etwa den Vertreter:innen der pharmazeutischen Industrie. Gelingt es letzteren, als Therapie der Wahl eine medikamentöse Behandlung erfolgreich zu propagieren, lässt sich von einer Pharmazeutikalisierung (Abraham 2010; Douglas/Calnan 2021) sprechen. Befördert wurde dieser Trend in den Vereinigten Staaten auch durch die dort gegebene Möglichkeit, in den Massenmedien für verschreibungspflichtige Medikamente zu werben.

Allerdings hätte die Pharmaindustrie die Produktion von Stimulanzien nicht als Goldgrube für sich entdecken können, gäbe es nicht eine Reihe weiterer Nutznießer dieses Medikaments. Ganz sicher verdankt sich der erstaunliche „Erfolg" der Diagnose ADHS auch dem Umstand, dass von dieser Diagnose eine Vielzahl von Personen profitieren. So dürfte die medizinische Diagnose ADHS weniger stigmatisierend sein als die früher geläufige Diagnose eines Hyperkinetisches Syndroms. Die Auffassung von Aufmerksamkeitsproblemen und kindlicher Unruhe als Symptome einer neurologischen Entwicklungsstörung ist geeignet, die betreffenden Kinder vom Odium einer Verhaltensstörung zu befreien.

Überhaupt verspricht eine somatologisch verfasste Diagnose eine Entlastung von moralischen Problemen und disziplinären Konflikten, die denen es zwangsläufig kommt, wenn man die Unaufmerksamkeit wie auch die Unruhe mancher Kinder als Zeichen ihrer Unge- oder Unerzogenheit interpretiert. Moral ist nämlich nach

41 Um den Einfluss der Pharmaindustrie auf die Wissenschaft zu begrenzen, sind die Autoren von Beiträgen für wissenschaftliche Zeitschriften seit einigen Jahren gehalten, mögliche „Interessenkonflikte" zu offenbaren. Gerade bei Arbeiten zum Thema ADHS fühlt man sich diesbezüglich bisweilen an die „Gelben Seiten" erinnert. Zumindest sahen sich die Repräsentanten des Wissenschaftssystem gehalten, Regeln für den Umgang mit dem Wirtschaftssystem aufzustellen (vgl. Sergeant et al. 2010). Zu fragen ist allerdings, ob die geforderte Offenbarung finanzieller Zuwendungen durch pharmazeutische Firmen bei der Leserschaft tatsächlich zur beabsichtigten Vorsicht bei der Informationsaufnahme animiert. Vielleicht lassen sich im Gegenteil hohe finanzielle Zuwendungen gerade als Beweis für eine überzeugende Autorität der Verfasser:innen der jeweiligen Publikation interpretieren.

Luhmann (1989, S. 370) polemogen[42], also streitschürend. Krankheit hingegen ist moralisch indifferent. Krankhafte Vorgänge werden im Modus des Erlebens und nicht des Handelns verarbeitet. Das im Unterricht unaufmerksame Kind, dem eine ADHS attestiert wird, ist krank, nicht frech oder ungehorsam. Es bedarf der Therapie und gerade nicht der Bestrafung. Somit stellt die medizinische Diagnose ADHS insbesondere bei einem noch jungen Kind, das schon aus Altergründen für sein Handeln nicht vollständig verantwortlich gemacht wird, eine entlastende Antwort auf die moralisierende Schuldfrage für die Störung des Schulunterrichts in Aussicht.

Diese medizinische Diagnose dürfte auch die Eltern entlasten. Sie kann nämlich dazu beitragen, Konflikte zwischen den Eltern zu neutralisieren, zu denen es nicht selten kommt bei der Frage, wie am besten umzugehen sei mit den Schulproblemen und insbesondere mit den schlechten Schulnoten des Kindes. Jedenfalls dürften sich nun erzieherische Maßnahmen wegen einer mangelnden Investition von Aufmerksamkeit im Schulunterricht verbieten. Auch ist die Diagnose ADHS geeignet, Eltern vor dem Vorwurf zu bewahren, sie würden ihr Kind verziehen, jedenfalls nicht ordentlich erziehen und dieses nicht zu einem verantwortungsvollen Handeln motivieren. Die medizinische Diagnose ADHS kann auch eine durch die Verhaltensstörungen des Kindes aufgewühlte Familiendynamik befrieden. Konflikte zwischen den Eltern entzünden sich bekanntlich häufig an Erziehungsproblemen.

Der Verweis auf das ärztliche Attest kann zweifellos die Eltern entlasten, lässt sich doch nun das Gehirn bzw. ein oder mehrere Neurotransmitter als Verursacher des Ärgers ausmachen. Gerade Eltern aus der bürgerlichen Mittelschicht, die um die Bedeutung von Aufmerksamkeit für die Schullaufbahn ihres Kindes wissen, sollen für die Diagnose ADHS besonders offen sein (vgl. Owens 2021). Wenn grundsätzlich die Herkunft nicht mehr wie in früheren Zeiten ausschließlich entscheidend ist für Schulerfolg und spätere Karriere und wenn daher auch die Herkunft einen ausbleibenden Schulerfolg nicht ersetzen kann, dann sollte sich die Medikalisierung eines schulischen Misserfolgs als Fall einer ADHS zumindest für die bürgerliche Schicht beruhigend auswirken. Die Gabe von Ritalin bietet sich dann an als kostengünstige, funktional äquivalente Alternative etwa zu Nachhilfestunden oder gar zur Verbringung des Kindes in ein Internat.

Auch wenn Eltern sich von dieser Diagnose eine medikamentöse Unterstützung bei ihren elterlichen Erziehungsanstrengungen erhoffen, so besteht bei aller Entlastung dennoch die Gefahr, dass Eltern sich in ihrer Erziehungskompetenz be-

---

42 Von Πόλεμος (polemos): altgriech. = Streit, Kampf

einträchtigt erleben, wenn sie nun die Zuständigkeit zumindest bezüglich der schulischen Probleme ihres Nachwuchses an den Arzt oder die Ärztin abzutreten haben und ihnen empfohlen wird, der pädagogischen Devise „Erziehen statt Behandeln" (Stiehler 2007) nicht zu folgen. Möglicherweise müssen sie sogar fürchten, dass diese neue Machtverteilung von ihrem nicht mehr ungehorsamen und unartigen, sondern nunmehr kranken, jedenfalls findigen Kind ausgenutzt wird, sich ungestraft „Frechheiten rausnehmen" zu können, zumal sich die Liste der bei einer ADHS möglicherweise auftretenden Symptome nicht gerade kurz ausnimmt.

Aber nicht nur die Eltern, sondern auch oder vielleicht auch gerade die professionellen Erzieher:innen mögen sich entlastet fühlen durch die ihnen versprochene medikamentöse Problemlösung. Verwendet man noch einmal die bereits verwendete Maschinenmetapher und begreift den Körper als ein letztlich technisches Objekt, dann liegt es nahe, das Medikament Ritalin zum Ausgleich des bereits erwähnten Technologiedefizits der Erziehung einzusetzen. Vielleicht begründet diese Vorstellung auch die schon bemerkenswerte Attraktivität und bisweilen geradezu kritiklos anmutende Nachfrage nach einer medikamentösen Intervention bei Lehrkräften, die sich offenbar der Deutungshoheit der Medizin bereits ergeben haben.

Die mit dem unaufmerksamen Kind befassten und unter diesem leidenden Lehrkräfte brauchen sich jedenfalls auch nicht mit Selbstvorwürfen plagen und sich die bange Frage stellen, ob und inwieweit die kindlichen Verhaltensprobleme auch mit ihrem pädagogischen Handeln in Verbindung gebracht werden könnten, etwa mit einem nicht genügend adressengenau geplanten Unterricht. Vom moralischen Diskurs befreit, darf der Lehrer oder die Lehrerin nunmehr auf die letztlich unbeliebten Sanktionsdrohungen wider das zwar verhaltensauffällige, aber nunmehr kranke Schulkind verzichten. Zudem brauchen die Lehrkräfte auch nicht mehr beleidigt oder gekränkt zu sein ob der ausbleibenden Aufmerksamkeit seitens der Schulkinder, lässt sich doch deren Verhalten nicht mehr als Missachtung, als Respektlosigkeit oder als ein böswilliges Versagen der verdienten Anerkennung interpretieren. Vielmehr erlaubt es nun die medizinische Diagnose ADHS, pädagogische Vermittlungsprobleme auf ein Aneignungsproblem seitens eines zerebral nur suboptimal funktionierenden Schulkindes zurückführen zu können.

Zudem vermag auch der Arzt oder die Ärztin einen Nutzen für sich zu reklamieren, können sie sich doch auch bei diesem erst einmal pädagogisch imponierenden Problem dennoch als handlungsmächtig erleben. Schließlich gehört die Verschreibung eines Medikamentes zu den identitätsstiftenden und daher geradezu unverzichtbaren professionellen Kompetenzen der ärztlichen Profession.

Die damit verbriefte Rollenaufteilung in Arzt, Patient und Angehörige (vgl. Stichweh 2012) sollte allen Beteiligten eine haltgebende Orientierung vermitteln. Wie bereits erwähnt, erlaubt es die somatisierende Diagnose ADHS dem Arzt oder der Ärztin, ein verschreibungspflichtiges Medikament zu verordnen, ohne sich dadurch einem Doping-Verdacht auszusetzen. Schließlich handelt es sich etwa beim Methylphenidat Ritalin um eine hoch wirksame psychotrope Substanz, die nicht umsonst in manchen Subkulturen zur Leistungssteigerung verwendet wird im Sinne eines Neuroenhancements. Da beim Neuroenhancement (vgl. Heinrichs et al. 2022) definitionsgemäß eine gesunde Person eine psychoaktive Substanz konsumiert, markiert mithin die Feststellung einer Krankheit den Unterschied zwischen einem unter ethischen Gesichtspunkten durchaus fragwürdigen und daher auch kontrovers diskutierten Neuroenhancement und einer „normalen", ethisch unverdächtigen medikamentösen Therapie eines kranken Menschen.

Zuletzt mag auch das Kind selbst den Wunsch haben, diese Diagnose ADHS zu erhalten, weil es sich nun als ein krankes, therapiebedürftiges ADHS-Kind identifizieren kann. Nunmehr können alle Vorwürfe oder gar Sanktionen ob der Verhaltensauffälligkeiten nur noch unangemessen und unpassend sein und lassen sich überzeugend abwehren. Das so ungerechtfertigt kritisierte Kind darf für sich nun gar einen Opferstatus beanspruchen, den es mit Gewinn auszubeuten gilt. Auch wenn es mit seiner Unaufmerksamkeit und Unruhe in der Schule und in der Familie für Ärger und Sorgen sorgt, verspricht die Biomedikalisierung bzw. Pharmazeutikalisierung der Problematik Abhilfe. Schließlich machen sich seine erwachsenen pädagogischen Bezugspersonen geradezu schuldig, sollten sie ihr Kind wegen dessen zweifellos störenden Verhalten für frech, „psycho" und sanktionsbedürftig halten oder diesem die medikamentöse Hilfe gar noch vorenthalten.

Die Diagnose ADHS erlaubt es, das Erziehungsproblem wie dessen Ursache auf den Körper zu externalisieren. Dementsprechend ist Hilfe für alle Beteiligten aus der Umwelt, und zwar in Form von einzunehmenden Pillen zu erwarten. Insofern lässt sich der Diagnose ADHS durchaus eine problemlösende Funktion zuschreiben (vgl. Levold et al. 2017). Das Risiko, dass eine solche Medikalisierung die Erfolgschancen künftiger pädagogischer wie auch psychotherapeutischer Interventionen schmälern dürfte, ist allerdings billigend in Kauf zu nehmen. Schließlich wird sich das Kind als sogenanntes „ADHS-Kind" von der Verantwortung für das eigene Tun befreit erleben können und (noch) weniger geneigt sein, sein Verhalten selbstkritisch zu hinterfragen und so zur Disposition zu stellen.

Noch deutlicher als bei Kindern im Schulalter lassen sich die Effekte einer Medikalisierung von Verhaltensauffälligkeiten bei Personen beschreiben, denen die Diagnose „ADHS im Erwachsenenalter" zugedacht wurde. Ging man anfangs davon aus, dass die Symptome einer kindlichen ADHS mit der Zeit abnähmen, geht spätestens seit den 1990er-Jahren des vorigen Jahrhunderts die herrschende Lehrmeinung dahin, dass sich etwa in einem Drittel oder gar der Hälfte der Fälle diese Störung in das Erwachsenenalter hinein fortsetzt. Peter Conrad, der sich mit dem Aufkommen dieser Diagnose eingehend beschäftigt hat (1975; 2007, S. 46–69), weist auf einen entscheidenden Unterschied zwischen diesen beiden Diagnosen hin. Demnach unterscheide sich die neue Diagnose „ADHS im Erwachsenenalter" von den früher üblichen Diagnosen des Kindesalters wie MCD, Hyperkinetisches Syndrom oder ADHS darin, dass es nun die erwachsenen Patienten selbst seien, die um eine solche Diagnose nachsuchten.

Sind es im Kindesalter vor allem Schulprobleme, die sich als ADHS-Symptome auf den Begriff bringen lassen, sind es im Erwachsenenalter durchaus allfällige, dem Alter entsprechende Lebensprobleme, für die diese neue Diagnose eine Erklärung wie auch Entschuldigung bietet, etwa berufliche Probleme, Leistungsversagen, Beziehungsprobleme, aber auch persönliche Schwächen wie Ungeduld, mangelnde Konfliktfähigkeit oder Unbeliebtheit. Propagiert wurde diese Diagnose auch durch Berichte in der Laienpresse wie auch durch Autobiografien selbsternannter ADHS-Patienten. Offensichtlich lässt sich dieser Form der diagnostischen Selbstthematisierung eine selbstwertstabilisierende Funktion attestieren: Hat man in seinem Leben Erfolg, darf man stolz sein, diesen trotz der Behinderung durch ADHS erreicht zu haben. Im Falle eines Misserfolges mag diese Diagnose hingegen der Entschuldigung dienen.

Die Ausführungen von Peter Conrad veranschaulichen eindrucksvoll die unübersichtliche Verflechtung von persönlichen Wünschen, Ambitionen der Interessenverbände von Betroffenen, standespolitischen und finanziellen Interessen der Ärzteschaft und in besonderer Weise auch der Pharmaindustrie, für die sich das neue Verständnis von ADHS als einer nicht mehr auf das Kindesalter beschränkter, sondern nunmehr durchaus lebenslänglicher Störung als ausgesprochen lukrativ herausstellte. Aus systemtheoretischer Perspektive lässt sich durchaus eine „korrupte strukturelle Kopplung" (Stichweh 2016, S. 233) zwischen dem Medizinsystem, dem Wissenschaftssystem und dem Wirtschaftssystem konstatieren.

Diese beiden medizinsoziologischen Konzepte der Medikalisierung und insbesondere der Pharmazeutikalisierung sind insofern durchaus auch als Kritik am kapitalistischen Wirtschaftssystem überhaupt zu verstehen, als auf die horrenden Profite der Pharmaindustrie verwiesen wird, die diese Prozesse befördern. Bei aller Berechtigung dieser Kritik bleibt aber festzuhalten, dass es zuallererst die Bedürfnisse der kranken oder auch nicht-kranken Konsument:innen der pharmazeutischen Produkte wie etwa des Methylphenidats sind, welche solche Profitchancen erst eröffnen. Bereits aufmerksam gemacht wurde auf die Schwierigkeiten, zu unterscheiden zwischen einem medizinisch indizierten und einem medizinisch nicht-indiziertem Gebrauch.

Insbesondere in den Vereinigten Staaten wird denn auch Klage geführt über den zunehmenden Ge- bzw. Missbrauch psychoaktiver Drogen in den zumindest höheren Stufen des Bildungssystems im Sinne einer Medikalisierung der Erziehung (Maturo 2013; Lusardi 2019). Um diese Unterscheidung treffen zu können, wird man wieder auf den Krankheitsbegriff verwiesen. Schließlich muss man davon ausgehen, dass eine medizinische Indikation nur dann vorliegt, wenn eine bereits bestehende Krankheit diagnostiziert wurde oder eine mögliche Krankheit durch die Einnahme eines Medikamentes verhindert werden soll.

Wird die Substanz nicht zu therapeutischen Zwecken eingenommen, dann schließt sich eine weitere Frage an: Handelt es sich um ein moralisch nicht weiter verdächtiges Enhancement wie etwa beim Genuss von Kaffee oder Tee oder handelt es sich um einen als Missbrauch diskreditierten Konsum? Hier stellen sich die bereits oben (Kap. 6) angesprochenen Fragen, die derzeit von der Medizinethik, aber auch von der Pädagogik durchaus kontrovers diskutiert werden (vgl. Lanzerath i.V.). Jedenfalls sollte klar geworden sein, dass die oben genannten Unterscheidungen nicht getroffen werden können, solange nicht hinreichend Übereinstimmung darüber besteht, was unter dem Adjektiv „krank“ zu verstehen ist.

Unter systemtheoretischer Perspektive meint psychische Störung oder Krankheit den Prozess, der die besonderen, von den normativen Erwartungen abweichenden, Operationen und Verhaltensweisen umfasst, die das psychische System im Sinne von Selbsthilfemechanismen einsetzt, um seine durch ungünstige Kontextbedingungen gefährdete autopoietische Reproduktion aufrechtzuerhalten. Dabei ist als für das psychische System relevanter Kontext zu nennen zum einen der Körper, und hier insbesondere das Gehirn, dessen neurobiologischen Funktionen das biologische Substrat für alle psychischen Vorgänge darstellen, und zum anderen als im Kindesalter besonders relevanter sozialer Kontext die Familie wie auch die Schule bzw. die vorschulischen Institutionen.

Mit dieser Definition kompatibel dürfte auch die weithin akzeptierte, evolutionspsychologisch argumentierende Konzipierung von Jerome Wakefield (1992) sein, nach der bei einer Krankheit eine schädliche Funktionsstörung („harmful dysfunction“) vorliegt. Die beiden Kriterien Schädlichkeit wie auch Dysfunktion dürften bei der ADHS durchaus erfüllt sein. Beim Vorliegen einer habituellen Aufmerksamkeitsstörung sollte es berechtigt sein, von einer Funktionsstörung zu sprechen, gehört doch die Aufmerksamkeitsfunktion zur neurophysiologischen Grundausstattung auch des Menschen, sodass ihr Ausfall auch kaum zu kompensieren ist. Zudem lassen sich die nachteiligen Auswirkungen dieser Störung nicht bezweifeln. Insofern lässt sich die ADHS durchaus als Krankheit auffassen.

Im Kindesalter erweist sich Krankheit am Verfehlen von Entwicklungsaufgaben, die immer auch sozial definiert sind. Als kinder- und jugendpsychiatrische Erkrankung bezeichnet daher der Kinderpsychiater Helmut Remschmidt (1988) „einen Zustand unwillkürlich gestörter Lebensfunktionen, der durch Beginn, Verlauf und ggf. auch Ende eine zeitliche Dimension aufweist und ein Kind oder einen Jugendlichen entscheidend daran hindert, an den alterstypischen Lebensvollzügen aktiv teilzunehmen und diese zu bewältigen". Auch gemäß dieser Definition kann der ADHS durchaus Krankheitswert zugesprochen werden, ist doch der Erwerb einer (Schul-)Bildung zweifelsfrei eine Voraussetzung für eine Teilnahme an den „alternstypischen Lebensvollzügen".

Inwieweit allerdings eine kranke Person die Beeinträchtigung auch subjektiv erlebt und wie sie ihre Beschwerden präsentiert, hängt u. a. von ihrem subjektiven Krankheitskonzept ab. Vor allem im Kindesalter dürfte das subjektive Befinden nicht unbedingt oder oft auch nur kaum eingeschränkt sein (Lohaus 1990). Nach alledem ist der Krankheitsbegriff, erst recht, wenn man die Möglichkeit auch von psychischen Krankheiten bejaht, keineswegs voraussetzungsarm zu definieren. Daher bleibt nichts anderes übrig als zu beobachten, von wem und warum solche Unterscheidungen getroffen werden. Man hat also als Beobachter 2. Ordnung den Beobachter zu beobachten (vgl. Zimmermann 2019).

In der Tat ist es beobachterabhängig, ob und inwieweit etwa ein den Schulunterricht störendes, unaufmerksames und/oder hyperaktives Verhalten eines Schülers als Ausdruck einer zugrundeliegenden Krankheit zu erklären ist oder ob man dieses „nur" als eine durchaus verständliche Folge einer nicht oder nur unzureichend erfolgten Erziehung zu verstehen geneigt ist. Das Resultat dieser Beobachtung ist jedenfalls folgenreich. Im Krankheitsfall sind therapeutische Interventionen indiziert, im anderen Fall stehen pädagogische Maßnahmen an. Allerdings muss sich die Frage stellen, ob eine solche starre Dichotomisierung zwischen Krankheit und Erziehungsdefizit nicht doch auch an der pädagogischen Realität vorbeigeht. Immer wieder lassen sich nämlich bei manchen Kindern beide Sachverhalte beobachten. Gerade aus entwicklungspsychopathologischer Perspektive kann ein solches gemeinsames Vorkommen von Ungezogenheit und von als krankhaft bewerteter Störung nicht überraschen. So handelt es sich beim sogenannten „ADHS" oder beim hyperkinetischen Verhalten um bekannte Risikofaktoren für die Entwicklung einer dissozialen Störung des Sozialverhaltens.

Gegen eine Dichotomisierung in die Eigenschaften frech oder krank lässt sich zudem einwenden, dass es vor allem einem unkonzentrierten und hypermotorischen Schulkind zweifellos schwerer fallen muss, seine Aufmerksamkeit, wie von ihm erwartet, fokussiert auf die Äußerungen seiner Lehrkraft zu richten. Vielleicht lässt sich sogar einem Kind, dessen Verhalten die diagnostischen Kriterien einer ADHS erfüllt, ein untadeliges, erwartungskonformes Verhalten im Schulunterricht gar nicht zumuten[43].

Nach alledem kann es kaum es verwundern, dass auch der Buchmarkt seit einigen Jahren das Thema ADHS als umsatzförderndes Thema für sich entdeckt hat. Geworben wird für eine Reihe von Büchern nicht nur für „interessierte Laien“. Auch für „betroffene“ Kinder werden „coole Bücher rund um das Thema ADHS“ angeboten. „In lustigen Geschichten wird (...) erklärt, was ADHS ist, wie man in der Schule, der Familie und unter Freunden am besten mit den verbundenen Problemen umgeht und was für Tipps und Tricks es für den Alltag gibt“.[44]

7.3 Polykontexturalität

Im Vorangegangenen Abschnitt wurde auf einige Unterscheidungen verwiesen, wie sie letztlich allen Begriffsbildungen zugrunde liegen. Definiert man Beobachten als ein Unterscheiden und Bezeichnen, dann hat man anzuerkennen, dass die unterschiedlichen Problemlösungswege bei Problemen von und mit unaufmerksamen Kindern immer nur beobachtungsabhängig zu beschreiben und zu bewerten sind. Aber schon die Unsicherheit darüber, was überhaupt unter dem Begriff Aufmerksamkeit zu verstehen ist, verweist darauf, dass es darauf ankommt, wann, in welcher Situation, zu welchem Zweck, mithin in welchem Kontext er oder sie beobachtet. Insofern darf man nicht erwarten oder erhoffen, dass es nur die einzig richtige und wahre Beobachtungsperspektive gibt, die es lediglich aufzufinden und einzunehmen gelte.

Vielmehr macht es einen Unterschied, in welchem Funktionssystem die jeweilige Beobachtung getätigt wird. Die bereits erwähnte differenztheoretische Systemtheorie (Luhmann 1984) postuliert die Existenz einer Reihe von autonom Sozialsystemen, die jeweils eine für die Gesellschaft wichtige Funktion erfüllen. Unter diesen Funktionssystemen gibt es keine hierarchische Ordnung, auch wenn an-

43 Eine analoge Argumentation findet sich in der forensischen Psychiatrie. Eine Einschränkung der strafrechtlichen Verantwortlichkeit kann einem Straftäter nach §§ 20, 21 StGB dann zugestanden werden, wenn ein gesetzeskonformes Verhalten krankheitsbedingt als nicht zumutbar einzuschätzen ist.

44 https://www.adhs.info/fuer-kinder/buecher-fuer-kinder/

gesichts einer sogenannten „Ökonomisierung der sozialen Verhältnisse" von einem „funktionalem Primat" der Ökonomie (vgl. Kühl 2018) gesprochen werden kann. Jedes Funktionssystem hat für seinen Funktionsbereich gewissermaßen einen Alleinvertretungsanspruch. So reguliert etwa das Erziehungssystem die Karriere bzw. den Lebenslauf eines Individuums, während das Medizin- oder Gesundheitssystem die ausreichende Funktionsfähigkeit der Gesellschaftsmitglieder sicherzustellen hat. Um diese Funktion zu erfüllen, beobachten diese Kommunikationssysteme ihre Umwelt jeweils mithilfe zweiwertiger Leitunterscheidungen bzw. Codes, um die für die eigene Reproduktion relevanten Ereignisse überhaupt erst identifizieren zu können.

Für den jeweiligen Bereich, der sich mit einer binären Unterscheidung beobachten lässt, steht der Begriff der Kontextur. Dieser von dem Philosophen und Logiker Gotthard Gunther eingeführte Begriff wurde von Niklas Luhmann übernommen und modifiziert für seine differenztheoretische Systemtheorie fruchtbar gemacht. Demnach lässt sich die Gesellschaft nur interpretieren „als ein polykontexturales System, das eine Mehrheit von Beschreibungen ihrer Komplexität zulässt" (Luhmann 1997, S. 36).

Daraus folgt, dass jedes Ereignis in den unterschiedlichen Sozialsystemen immer nur entsprechend den dort gegebenen Kommunikationsregeln beobachtet und thematisiert werden kann. Über die Anschlussfähigkeit der Beobachtungen wird im jeweiligen System systemintern entschieden. Wenn sich Ereignisse grundsätzlich immer auch anders, d. h. mithilfe auch anderer Unterscheidungen beobachten lassen und sich somit ein als einzig richtig ausgezeichneter Code nicht auffinden lässt, dann lässt sich die Welt nur als polykontextural gestaltet auffassen. „Die Logik des Beobachtens und Beschreibens muß dann von monokontexturalen auf polykontexturale Strukturen umgestellt werden" (Luhmann 1997, S. 1094). Somit wurde denn auch Polykontexturalität „zu einem Schlüsselbegriff der Beobachtung der Gesellschaft" (Fuchs 2014, S. 445).

Als Resultat der funktionalen Differenzierung der Moderne sind mithin immer mehrere, jeweils anders ausfallende Unterscheidungen möglich. In den Worten von Peter Fuchs (2010, S. 45): „Es gibt nicht eine, es gibt soviele Kontexturen, wie wir Funktionssysteme verzeichnen können, und jede dieser Kontexturen wirkt totalisierend. Eine der Konsequenzen ist, daß diese Gesellschaft keine singulären Ereignisse kennt, sondern nur noch Mehrfachereignisse. Was immer geschieht, wird von den Subsystemen verschieden beobachtet, verschieden in die eigenen Prozesse und Strukturen eingebaut, und: Es gibt nicht eine einzige Superkontextur, die stellvertretend für alle anderen beobachten könnte, kein Zentrum, kein Herz, keine übergeordnete Stelle, nichts, was auch nur entfernt den Strategien der Selbstrepräsentation des Systems im System im Kontext der Stratifikation vergleichbar wäre."

Es gibt mithin kein dominantes und weisungsbefugtes Funktionssystem, das in der Lage wäre, seine systemspezifische Perspektive anderen Systemen vorzugeben. Jedes Ereignis ist insofern immer auch ein Mehrfachereignis, als es in den beteiligten Systemen ganz unterschiedlich beobachtet wird und daher auch gänzlich differente kommunikative Anschlüsse nach sich zieht. „Was passiert, passiert mehrfach", stellt Niklas Luhmann (1997, S. 599) lakonisch fest. Weil es immer mehrere Beobachtungsmöglichkeiten für ein Ereignis bzw. einen Sachverhalt gibt, dann muss auch die übermäßige Unruhe, die fehlende Konzentration und das unbedachte Handeln eines Schulkindes als ein Mehrfachereignis betrachtet werden. Im Erziehungssystem führen diese Auffälligkeiten zu einem pädagogischen Vermittlungsproblem, das auf eine unzureichende Motivation des Schulkindes zurückgeführt werden kann. Im Medizinsystem wiederum werden sie als Symptome eines neurophysiologischen Mangelzustandes gehandelt und als ein Fall von ADHS behandelt.

Im ersteren Fall, unter einer pädagogischen Perspektive, ist dieses Verhalten als ein absichtsvolles Handeln dem psychischen System der Kindes zuzurechnen, während es in medizinischer Perspektive ursächlich dem Körper attribuiert wird und insofern nicht als ein Handeln, sondern vielmehr als ein Erleben aufzufassen ist, für welches das Kind letztlich „nichts kann". Überdies kann dieses kindliche Verhalten auch im Rechtssystem thematisiert werden, nämlich als Frage, ob dem Schulkind, das wegen seiner krankheitsbedingten Probleme mit Aufmerksamkeit und/oder Motorik am erfolgreichen Lernen behindert ist, ein Nachteilsausgleich zugestanden werden könne. Ein solcher Nachteilsausgleich stünde einem aufmerksamkeitsgestörten Schulkind auch dann zu, wenn es nicht mehr als krank, sondern bloß als „anders", d. h. als neurodivergent (Karsch 2019; Hamilton / Petty 2023) gelten sollte, zumindest solange sich der Schulunterricht nicht auf die kognitiven Besonderheiten eines solchen Kindes eingestellt hat.

Wenn es mithin nichts und niemanden geben kann, der über die einzig richtige Beobachtung befinden kann, dann kann es auch nicht mehr darum gehen, ob „eigentlich" ein nicht-medizinisches Problem medikalisierend zu einem medizinischen Problem gemacht wird. Vielmehr hat man die Fragen zu diskutieren, wie, weshalb und in welchem Kontext sich Beobachtungen als mehr oder weniger oder auch als gar nicht anschlussfähig erweisen oder wie es dazu kommt, dass sich andere Beobachtungen kontextabhängig als anschlussfähiger herausstellen.

Die von Dirk Lanzerath (2021, S. 403) vorgelegte Definition von Medikalisierung vermeidet eine solche Tendenz zur Ontologisierung bzw. Reifizierung.

Nach seiner „bioethischen“ Definition „wird unter Medikalisierung ein Prozess verstanden, durch den Phänomene, die nach allgemeiner Auffassung in einer Gesellschaft bisher als nicht-medizinisch relevant wahrgenommen worden sind, nunmehr dem medizinischen Problemkreis zugeordnet und mit medizinischen Mitteln behandelt werden“.

Insofern kann nicht erwartet werden, dass ein Konflikt um die Meinungsführerschaft bezüglich der Problematik von und mit unruhigen und unaufmerksamen Kindern „höheren Ortes“ entschieden werden könnte. Bei deren Problemen handelt es sich nicht um „eigentlich“ medizinische und somit medikamentös zu lösende Probleme. Auch sind sie nicht Resultat einer Verschwörung von „big pharma“ innerhalb des neoliberalen kapitalistischen Wirtschaftssystems im Sinne eines perhorreszierten „Pharma-Neurokapitalismus“ (Hasler 2012, kritisch hierzu Kurthen 2020).

Ob und inwieweit sich die Probleme von und mit unaufmerksamen und hyperkinetischen Kindern als medizinisch relevante Sachverhalte beobachten lassen, die mithin auf eine krankhafte Störung zurückzuführen sind, darüber kann letztlich nur im Medizinsystem befunden werden. Nur dort ist zu entscheiden, ob diesen Problemen Krankheitswert zugeschrieben werden kann und wenn ja, welche Interventionen dann zu ihrer Abhilfe angezeigt wären. Zur Beantwortung der Frage nach möglichen Wirkungen und Nebenwirkungen steht jedenfalls keine höhere Autorität als die von Vertreter:innen des Medizinsystems zur Verfügung.

Wenn allerdings die sogenannten „ADHS-Kinder“ zuallererst im Erziehungssystem auffallen, nämlich wenn ihr Verhalten dazu führt, dass Wissensbestände sich im Unterricht als nicht oder nur unzureichend vermittelbar erweisen, dann bedeutet eine Etikettierung als krank als Resultat der Beobachtung mit dem Medizincode krank/gesund eine Zweitcodierung. Insofern handelt es sich bei dem auffälligen und störenden Verhalten eines sogenannten „ADHS-Kindes“ um ein Mehrfachereignis, das sich sowohl als ein medizinischer Sachverhalt als auch als Problem des Erziehungssystems beobachten lässt.

Die Tatsache, dass es sich sowohl bei erzieherischen Maßnahmen eines sogenannten „ADHS-Kindes“ als auch bei dessen Therapie jeweils um Interventionen handelt, die beide die Absicht verfolgen, das betreffende Kind so zu verändern, dass es sich – sei es endlich oder wieder – von seinen natürlichen wie auch professionellen Erzieher:innen angemessen erziehen lässt, eröffnet Vergleichsmöglichkeiten. So stellt sich die Frage, von welcher Interventionsform, der pädagogischen oder der medizinischen oder doch von deren Kombination, eine Problemlösung am ehesten zu erwarten ist.

Trotz ihrer Zielgleichheit handelt es sich um pädagogische wie ärztliche Interventionen, um Kommunikationsformen, die sich aufgrund ihrer unterschiedlichen Anschlüsse verschiedenen Kommunikationssystemen zuordnen lassen. Da diese Funktionssysteme operativ geschlossen und somit autonom fungieren, kann es auch für diese beiden funktional differenzierter Systeme der Gesellschaft trotz aller Zielgleichheit ihrer Kommunikationsformen keinen unmittelbaren Sachzwang zur Kooperation geben. Die selbstverständlich anzustrebende Kooperation kann nur dann gelingen, wenn sowohl PädagogInnen als auch die VertreterInnen des Medizinsystems um die ausbleibende Anschlussfähigkeit ihrer Kommunikation im jeweils anderen Funktionssystem wissen. Solchermaßen systemtheoretisch begründet sollte das prägnant formulierte Diktum des Schweizer Kinderpsychiaters Heinz Stefan Herzka (1935–2021) zum Verhältnis von Erziehung und Psychotherapie auch für das mit der Diagnose ADHS versehenes Kind Gültigkeit beanspruchen können. „Das psychoreakiv erkrankte Kind braucht Psychotherapie, weil es krank ist, und es braucht Pädagogik, weil es ein Kind ist." (Herzka 1980)

Die schon Jahrzehnte währenden interdisziplinären Konflikte zwischen Pädagogik und Medizin lassen allerdings Zweifel aufkommen, ob ein reiner Appell zur Kooperation ausreicht. Da die auch mit dem Thema ADHS befassten Funktionssysteme versuchen, die Kohärenz ihrer jeweiligen Selbstbeschreibungen selbstreferentiell zu verstärken, dürften sie sich eher voneinander entfernen. Dies muss die durchaus wünschenswerte Kooperation erschweren, wenn nicht gar unmöglich machen. Voraussetzung für eine Kooperation ist jedenfalls das Wissen um die unterschiedliche Operativität der beteiligten Funktionssysteme, so des Erziehungssystems wie auch des Medizinsystems. Dann vermag auch die Unterscheidung von Erziehung und Therapie die notwendige rationale Basis für eine Zusammenarbeit bereitzustellen und den allfälligen Narzissmus der kleinen Differenzen (Freud 1930), der den beruflichen Alltag nur allzu oft beeinträchtigt, in Grenzen zu halten (Schleiffer 1995).

Ein polykontexturaler Ansatz schließt jedenfalls jeden Anspruch auf eine monokontexturale Deutungsmacht aus, wie sie allerdings dem Medizinsystem nicht zuletzt wegen dessen beeindruckender Fortschritte der letzten Jahrzehnte weithin zugestanden wird. Am Thema ADHS lässt sich denn auch die gegenüber der Pädagogik überlegene Deutungsmacht der Medizin belegen (vgl. Böttinger 2019). Dabei profitiert das Medizinsystem sicherlich von der verbreiteten Furcht vor den schlimmen Folgen einer Widersetzlichkeit bzw. einer schlechten Compliance gegenüber ärztlichen An- und Verordnungen. Leben und Gesundheit gelten eben als höchstes Gut.

Auch sollte die Attraktivität eines monokontextualen Ansatzes nicht unterschätzt werden. Die Attraktivität der Beobachtung der Probleme mit kindlicher Aufmerksamkeit und Unruhe mithilfe des medizinischen Codes „krank/gesund“ liegt vor allem darin begründet, dass das Postulat einer Krankheit ADHS nicht nur eine schlüssige ätiologische Annahme inpliziert, sondern, was viel wichtiger sein dürfte, dass mit einer medikamentösen Behandlung auch eine im wahrsten Sinne des Wortes handhabbare Intervention versprochen wird. Aus diesen Gründen dürfte sich eine medizinische Beobachtung, gerade wenn sie eine pharmazeutikalisierende Problemlösung impliziert, als nahezu konkurrenzlos ausnehmen.

Ein solcher monokontexturaler Ansatz sichert zudem die Vorteile, die eine Reifizierung der kindlichen Problematik mit sich bringen mag. Begreift man nämlich die Unaufmerksamkeit und Unruhe eines Kindes als Ausdruck einer als Sache vorgestellten Krankheit auf, dann begründet diese Reifizierung die Hoffnung, von dieser unerfreulichen Sache durch therapeutische Interventionen auch wieder befreit zu werden (vgl. Simon 1995) in Analogie etwa zu operablen Tumorerkrankungen oder noch nicht antibiotikaresistenten bakteriellen Infektionen.

Im Bereich des Medizinsystems kommt dem Körper ausschlaggebende Bedeutung zu. Dies gilt auch für die medizinische Subdisziplin Kinderpsychiatrie, zumindest wenn sie sich als Biologische Psychiatrie versteht, die psychische Störungen auf neurophysiologische Funktionsstörungen und somit auf die gewissermaßen „härtere“ Realität des Körperteils Gehirn zurückführt. Beim biologischen System des Körpers, auch in seiner kranken, defizitären Verfassung, handelt es sich, um die eingängige Metapher von Heinz von Foerster nochmals zu verwenden, schließlich doch um eine, wenn auch höchst komplexe, Trivialmaschine, die also auf den gleichen Input immer den gleichen Output produziert. Der Körper funktioniert gerade im Vergleich zum psychischen System prinzipiell vorhersehbar. Zumindest sollte dies der gesunde Körper tun. Dessen erwartungswidrige Regungen jedenfalls sind fast immer unerfreulich und lassen einen krankhaften Prozess befürchten. Auf die ungleich höhere Komplexität des psychischen Systems ist letztlich das erwähnte Technologiedefizit der Pädagogik zurückzuführen, das sich auch in den erzieherischen Problemen manifestiert, welche unter der Diagnose ADHS subsumiert werden.

Die mit der Medikalisierung korrespondierende Trivialisierung dürfte das Reflexionsdefizit befördern, das Niklas Luhmann (1983, S. 174) der Medizin attestiert hat.[45] Schließlich kann sich die Medizin darauf verlassen, dass der Aussage „Ge-

---

45 Ist man krank, fällt es bekanntlich schwer, die Aufmerksamkeit einem anderen Sachverhalt als dem des kranken Körpers zu widmen. Reflektieren wird daher schwierig, oft zu schwierig, jedenfalls entbehrlich. Zum Reflexionsdefizit der Medizin auch: Grasekamp (2017).

sundheit ist unser höchstes Gut“ kaum jemals widersprochen wird. Daher erübrigen sich auch Diskussionen, wenn eine Krankheit diagnostiziert wurde. Diese gilt es eben „wegzumachen“, d. h. zu heilen. Überhaupt kann das Reflexionsdefizit als Vorteil erlebt werden. Schließlich ist die Komplexität trivialer Verhältnisse ja vergleichsweise überschaubar. Eine Reflexion jedenfalls würde diesen Vorteil einer externalen Kausalattribution konterkarieren.[46] Bei einem Verzicht auf Reflexion wären dann allerdings die Nachteile einer solchen biologistischen Argumentation in Kauf zu nehmen: Auf eine funktionale Analyse als Grundlage für psychotherapeutischer Problemlösungsansätze im Sinne einer polykontexturalen Praxis (vgl. Emlein 2020) müsste verzichtet werden.

Letztlich reflektieren die Probleme des unaufmerksamen und/oder hyperkinetischen Kindes die kontexturalen Passungsprobleme zwischen den mit diesen Problemen befassten Sozialsystemen. Das Kind, dem die Diagnose ADHS attestiert wird, hat Schwierigkeiten, den Erfordernissen der unterschiedlichen Sozialsysteme, an deren Kommunikation es beteiligt ist oder sich beteiligen will, gerecht zu werden. Es zeigt sich durch die Polykontexturalität seiner Umwelt überfordert. Ein solches Kind offenbart Probleme, wenn es sein Verhalten an die jeweilige Kontextur anzupassen hat, nämlich wenn sich die in seiner Familie bewährte und vertraute Adresse als inkompatibel herausstellt mit der Adresse, die ihm von der schulischen Kommunikation zugewiesen wird (vgl. Emlein 2020).

In der modernen Familie darf ein Kind erwarten, dass es sich, ohne länger warten zu müssen, an der Kommunikation beteiligen kann. So braucht es auch nicht seine Aufmerksamkeit darauf zu fokussieren, wann hierfür ein geeigneter Moment gegeben ist. Gewohnt, den Gang der familialen Kommunikation weitgehend selbst bestimmen zu können, hat es nun zu akzeptieren, dass in der Schule andere, asymmetrisch konfigurierte, Kommunikationsregeln bestehen. Ist das Kind nicht willens oder in der Lage, diese Verzichtsleistung aufzubringen, wird sein Verhalten die schulische Kommunikation stören. Die Diagnose ADHS bietet dann für diese Problematik eine Erklärung, die sich gegenwärtig in hohem Maße als anschluss- und konsensfähig erweist. Das weitere Schicksal dieser Diagnose muss allerdings offenbleiben. Es lässt sich durchaus vorstellen, dass es der Diagnose ADHS in ähnlicher Weise ergehen wird wie den Vorläuferdiagnosen MCD oder Frühkindliche Hirnschädigung, die heute nur noch von medizinhistori-

46 Vor einigen Jahren machte der folgende Witz die Runde: Am Ende einer Tagung fragte ein Sozialpädagoge seinen Kollegen, ob er ihm den Weg zum Bahnhof weisen könne. Als dieser diese Frage verneinte, tröstete ihn der Fragende mit den Worten: „Das macht nichts. Hauptsache, wir haben darüber gesprochen.“ Dieser Witz wurde in unterschiedlichen Variationen erzählt, die sich jeweils auf den Beruf der durchweg männlichen Protagonisten bezogen, nämlich Pädagogen, Sozialarbeiter, Psychologen, Psychotherapeuten wie auch Psychiater.

schem Interesse sind. Wann dies der Fall sein sollte, lässt sich nicht absehen, nimmt doch eine Änderung der diagnostischen Gepflogenheiten viel Zeit in Anspruch. Schließlich sind Produktion wie auch Verbreitung von Lehrbuchwissen auch im (kinder-)psychiatrischen Bereich ausgesprochen personenorientiert und damit interessengebunden. So könnte eine Abkehr von einer eingeführten Diagnose schnell als Akt von Illoyalität oder auch von Opportunismus ausgelegt werden. Das Ableben einer Diagnose bleibt nur abzuwarten.

Eine funktionale Analyse der ADHS hat die unterschiedlichen Systemreferenzen zu beachten. Geht es primär um das Aneignungsproblem eines unaufmerksamen und/oder der hypermotorischen Kindes, das sich bei seinem Eintritt in die Schule oder in eine bereits schulisch orientierte Vorschule nur unzureichend vorbereitet zeigt, um auf eine weitere Adressierung als Vollperson zugunsten einer Adresse als lernbereites Schulkind zu verzichten, dann dürften eher präventive Interventionen angezeigt sein. Schließlich lässt sich zumindest mittelfristig das hiesige Schulsystem, in dem einer weitgehend altershomogenen Schülerschaft in Form eines Gruppenunterrichts Wissen vermittelt werden soll, kaum verändern im Sinne einer Anpassung an die jeweils individuell ausgeprägte Aneignungsbereitschaft des Schulkindes. Präventive Maßnahmen sollten sich jedenfalls auf die Usancen der familialen Kommunikation wie auch der vorschulischen Organisationen richten mit dem Ziel, einen zu abrupten Übergang von der gewohnten familialen hin zu später in der Schule geforderten Form der Kommunikation zu vermeiden. Dadurch könnte dem Kind die oftmals schwierige und bisweilen überfordernde Transition von der Familie hin zur Schule erleichtert werden. Insbesondere sollte das Kind davon überzeugt werden, dass der Verzicht, der mit der von ihm verlangten Fokussierung der Aufmerksamkeit unvermeidlich verbunden ist, sich lohnt. Zweifellos bedeutet eine solche pädagogische Transitionsvorbereitung eine komplexe Aufgabe. Sollte sie sich als zu schwierig herausstellen, dann gewinnen die Konzepte und Programme des Medizinsystems an Attraktivität. Schreibt man den Transitionsproblemen Krankheitswert zu, dann allerdings lässt sich die ADHS nicht als bloße Modekrankheit (Schmidt 2018) beobachten, sondern doch eher als eine moderne Krankheit oder gar als eine Krankheit der Moderne.

Abbildungsverzeichnis

Abb. 1: Die Geschichte vom Zappel-Philipp (Hoffmann 1859) 13
Abb. 2: Die Geschichte vom Zappel-Philipp (Hoffmann 1859) 14
Abb. 3: Die Geschichte vom Zappel-Philipp (Hoffmann 1859) 14
Abb. 4: Der illustrierte Vorspruch (Hoffmann 1859) 16

Literatur

Abdelnour, E. / Jansen, M.O. / Gold, J.A. (2022): ADHD Diagnostic Trends: Increased Recognition or Overdiagnosis? Missouri Medicine 119, S. 467–473.

Abraham, J. (2010): Pharmaceuticalization of Society in Context: Theoretical, Empirical and Health Dimensions. Sociology 44, S. 603–622.

Allert, T. (1998): Die Familie. Fallstudien zur Unverwüstlichkeit einer Lebensform. Berlin: de Gruyter.

Amft, H. (2006): ADHS: Hirnstoffwechselstörung und/oder Symptom einer kranken Gesellschaft? Psychopharmaka als Mittel einer gelingenden Naturbeherrschung am Menschen. In: Leuzinger-Bohleber, M. / Brandl, Y. / Hüther, G. (Hrsg.): ADHS – Frühprävention statt Medikalisierung. Theorie, Forschung, Kontroversen. Göttingen: Vandenhoeck & Ruprecht, S. 70–90.

American Psychiatric Association (2015): Diagnostisches und statistisches Manual psychischer Störungen DSM-5. Herausgegeben von Falkai, Peter / Wittchen, Hans-Ulrich (Hrsg.): 1. Auflage. Göttingen: Hogrefe.

Asherson, A. / P, Adamou, M. / Bolea, M. et al. (2010) Is ADHD a valid diagnosis in adults? Yes. British Medical Journal 340 (7749), S. 549.

Arbeitsgemeinschaft der Wissenschaftlichen Medizinischen Fachgesellschaften e.V. (AMWF) (2018): Langfassung der S3-Leitlinie ADHS bei Kindern, Jugendlichen und Erwachsenen Version:1.0; Stand: 02.05.2017. Verfügbar unter: https://register.awmf.org/de/leitlinien/detail/028-045

Ayano, G. / Demelash, S. / Gizachew Y. / Tsegay, L. / Alati, R. (2023): The global prevalence of attention deficit hyperactivity disorder in children and adolescents: An umbrella review of meta-analyses. Journal of Affective Disorders 338, S. 860–866.

Döpfner, M. / Banaschewski, T. (2022): Klassifikation von Aufmerksamkeitsdefizit- / Hyperaktivitätsstörungen in der ICD-11. Zeitschrift für Kinder- und Jugendpsychiatrie und Psychotherapie 50, S. 51–53.

Barkley, R.A. (2013): Distinguishing sluggish cognitive tempo from ADHD in children and adolescents: Executive functioning, impairment, and comorbidity. Journal of Clinical Child and Adolescent Psychology, 42, S. 161–173.

Barkley, R.A. / Peters, H. (2012): The earliest reference to ADHD in the medical literature? Melchior Adam Weikard's description in 1775 of "Attention Deficit" (Mangel der Aufmerksamkeit, Attentio Volubilis). Journal of Attention Disorders 16, S. 623-–630.

Bateson, G. (1987): Geist und Natur. Eine notwendige Einheit. Frankfurt am Main: Suhrkamp.

Bauer, T. (2009): Mit Leib und Seele Arzt. Der Praktiker Heinrich Hoffmann (1834–1851). In: Cilleßen, W.P. / Huntebrinker, J.W.(Hrsg.): Heinrich Hoffmann – Peter Struwwel. Ein Frankfurter Leben 1809–1894. Schriften des Historischen Museums Frankfurt am Main. Begleitbuch zur Ausstellung im Historischen Museum Frankfurt, 13. Juni bis 20. September 2009, S. 95–113.

Becker, N. (2014): „Schwierig oder krank?" ADHS zwischen Pädagogik und Psychiatrie. Bad Heilbrunn: Klinkhardt.

Becker, S.P. / Willcutt, E.G. / Leopold, D.R. et al. (2023): Report of a Work Group on Sluggish Cognitive Tempo: Key Research Directions and a Consensus Change in Terminology to Cognitive Disengagement Syndrome. Journal of the American Child and Adolescent Psychiatry 62, S. 629–645.

Berger, A. / Kofman, O. / Livneh, U. / Henik, A. (2007): Multidisciplinary perpectives on attention and the development of self-regulation. Progess in Neurobiology 82, S. 256–286.

Böttinger, T. (2019): Zur Notwendigkeit einer pädagogischen Sprache – Ringen um Deutungsmacht im theoretischen Diskurs. In: Dederich, M. / Elliger, S. / Laubenstein, D. (Hrsg.): Sonderpädagogik als Erfahrungs- und Praxiswissenschaft. Opladen: Budrich, S. 155–176.

Bowlby, J. (1982): Das Glück und die Trauer. Herstellung und Lösung affektiver Bindungen. Stuttgart: Klett-Cotta.

Brandeis, D. / Grünblatt, E. / Berger, G. / Walitza, S. (2020): ADHD: Current Concepts and Treatments in Children and Adolescents. Neuropediatrics 51, 5, S. 315–335.

Bressler, C. / Rotter, C. (2019): Begegnung auf Augenhöhe? Der Umgang mit der Asymmetrie in der Lehrer-Schüler-Beziehung. In: Rotter, C. / Schülke, C. / Bressler, C. (Hrsg.): Lehrerhandeln – eine Frage der Haltung? Weinheim und Basel: Beltz Juventa, S. 194–218.

Bühler, P. / Deplazes, D. (2023): Pädagogik, Sprache, Geschichte: Der ADHS-Vorläufer POS. In: Binder, U. / Böhmer, P.A. / Oelkers, J. (Hrsg.): Sprache und Pädagogik. Münster: Waxmann, S. 121–135.

Buitelaar, J.K. / Bölte, S. / Brandeis, D. et al. (2022): Toward Precision Medicine in ADHD. Frontiers in Behavioral Neuroscience 16:900981.

Burkart, G. (2005): Die Familie in der Systemtheorie. In: Runkel, G / Burkart, G. (Hrsg.): Funktionssysteme der Gesellschaft. Wiesbaden: VS Verlag für Sozialwissenschaften, S. 102–128.

Busch, W. (2017): Max und Moritz: Eine Bubengeschichte in sieben Streichen. Köln: Schwager & Steinlein.

Canguilhem, G. (1974): Das Normale und das Pathologische. München: Hanser.

Cecil, C.A.M. / Nigg, J.T. (2022): Epigenetics and ADHD: Reflections on Current Knowledge, Research Priorities and Translational Potential. Molecular Diagnosis & Therapy 28, S. 581–606.

Cerullo, M.A. (2006): Cosmetic Psychopharmacology and the President's Council on Bioethics. Perspectives in Biology and Medicine 49, S. 515–523.

Chan, W.W.Y. / Shum, K.-K. / Sonuga-Barke, J.S. (2022): Attention-deficit/hyperactivity disorder (ADHD) in cultural context: Do parents in Hong Kong and the United Kingdom adopt different thresholds when rating symptoms, and if so why? International Journal of Methods in Psychiatric Research 31, e1923.

Chen, M.-H. / Lan, W.-H. / Bai, Y.-M. et al. (2016): Influence of Relative Age on Diagnosis and Treatment of Attention-Deficit Hyperactivity Disorder in Taiwanese Children. Journal of Pediatrics 172, S. 162–167.

Chung, W. / Sheng-Fang Jiang, S.-F. / Paksarian, D. et al. (2019): Trends in the Prevalence and Incidence of Attention-Deficit / Hyperactivity Disorder Among Adults and Children of Different Racial and Ethnic Groups. JAMA Network Open 2 (11), e1914344.

Cilleßen, W.P. / Huntebrinker, J.W. (Hrsg.) (2009): Heinrich Hoffmann – Peter Struwwel. Ein Frankfurter Leben 1809–1894. Begleitbuch zur Ausstellung im historischen Museum Frankfurt, 13. Juni bis 20. September 2009. Petersberg: Imhof.

Conrad, P. / M. Bergey (2015): Medicalization: Sociological and Anthropological Perspectives. International Encyclopedia of the Social & Behavioral Sciences (Second Edition), S. 105–109 Amsterdam: Elsevier.

Conrad, P. (1975): "The Discovery of Hyperkinesis: Notes on the Medicalization of Deviant Behavior' Social Problems 32, S. 12–21.

Conrad, P. (2007): The Medicalization of Society. Johns Hopkins University Press: Baltimore.

Cortese, S. / Coghill, D. / Mattingly G.W. et al. (2023): WHO Model Lists of Essential Medicines: methylphenidate for ADHD in children and adolescents. Lancet Psychiatry 10, S. 743/744.

Crichton, A. (1798): An Inquiry into the Nature and Origins of Mental Derangement. London: printed for T. Cadell, junior, and W. Davies. https://wellcomecollection.org/works/xhdkkpq2/items?canvas=6

Czerny, A (1908): Der Arzt als Erzieher des Kindes. Leipzig: Deuticke.

Dolle-Weinkauf, B. / Ewers, H.-H. (2009): Heinrich Hoffmanns Struwwelpeter oder die Geburt des modernen Bilderbuchs für Kinder. In: Cilleßen, P. / Huntebrinker, J.W. (Hrsg.): Heinrich Hoffmann – Peter Struwwel. Ein Frankfurter Leben. Frankfurt: Imhof, S. 209–225.

Döpfner, M. / Banaschewski, T. (2022): Klassifikation von Aufmerksamkeitsdefi zit- / Hyperaktivitätsstörungen in der ICD-11. Zeitschrift für Kinder- und Jugendpsychiatrie und Psychotherapie 50, S. 51–53.

Douglas, T. / M. Calnan (2021): Medicalization and Pharmaceuticalization: A Conceptual Analysis. In: Lane, D. / Rubinstein, R.A. / Fisher, J. (Hrsg.): The SAGE Handbook of Social Studies in Health and Medicine. Thousand Oaks (Ca.), S. 465–477.

Eckstaedt, A (1998 „Der Struwwelpeter". Dichtung und Deutung. Eine psychoanalytische Studie. Frankfurt am Main: Suhrkamp.

Eisenberg, L. (1986): Mindlessness and brainlessness in psychiatry. British Journal of Psychiatry 148:497-508.

Emlein, G. (2020): Psychotherapie als polykontexturale Praxis. Familiendynamik 45, S. 108–118.

Emmerich, M. / Feldhoff, M. (2021): Schule als Organisation. In: T. Hascher et al.: Handbuch Schulforschung. Wiesbaden: Springer VS.

Esser, G. / Schmidt, M.H. (1987): Minimale cerebrale Dysfunktion – Leerformel oder Syndrom? Stuttgart: Enke.

Neuenschwander, M.P. / Benini, S. (2016): Fokus. Förderung von Kindern mit Verhaltensauffälligkeiten und Unaufmerksamkeit im Unterricht. Schlussbericht für das Bundesamt für Gesundheit. Solothurn: Fachhochschule Nordwestschweiz. Pädagogische Hochschule.

Faraone, S.V. / Antshel, K.M. (2008): Diagnosing and treating attention-deficit/hyperactivity disorder in adults. World Psychiatry 7, S. 131–136.

Fegert, J.M. (2017): Laudatio Heinrich Hoffmann-Medaille 2017. Zeitschrift für Kinder- und Jugendpsychiatrie und Psychotherapie 45, S. 253–256.

Foerster, H.-C. (1980): Unruhige Kinder in der deutschen Pädiatrie und Kinderpsychiatrie zwischen 1760 und 1980. Dissertation: Freiburg i.B.

Foerster, H. von (1987): Entdecken oder Erfinden – Wie läßt sich Verstehen verstehen? In: W. Rotthaus (Hrsg.): Erziehung und Therapie in systemischer Sicht. Dortmund: Modernes Leben, S. 22–58.

Franke, A.G. / Lieb, K. (2010): Pharmakologisches Neuroenhancement und „Hirndoping". Bundesgesundheitsblatt 53, S. 853–860.

Freud S. (1930): Das Unbehagen in der Kultur. GW XIV, S. 419–506.

Fuchs, P. (1997): Adressabilität als Grundbegriff der soziologischen Systemtheorie. Soziale Systeme 3, S. 57–79.

Fuchs, P. (1999): Liebe, Sex und solche Sachen. Konstanz: Universitätsverlag.

Fuchs, P. (2005): Die Form des Körpers. In: Schroer, M. (Hrsg.): Soziologie des Körpers. Frankfurt am Main: Suhrkamp, S. 48–72.

Fuchs, P. (2010): Ethik und Gesellschaft – eine Vorlesung. In: Fuchs, P. / Hochschild, (Hrsg.) Luhmann-Studien. Band 1. Münster: Lit-Verlag. https://www.fen.ch/texte/gast_fuchs_ethik.pdf.

Fuchs, P. (2014): DAS Sinnsystem: Prospekt einer sehr allgemeinen Theorie. Weierswist: Velbrück.

Gergely, G. / Csibra, G. (2013): Natural pedagogy. In: Banaji, M.R. / Gelman, S.A. (Hrsg.): Navigating the Social World: What Infants, Children, and Other Species Can Teach Us. Oxford: Oxford University Press, S. 127–132.

Gerhard, U.-J. / Blanz, B. (2003): Hermann Emminghaus (1845–1904). Nervenarzt 74, S. 91–93.

Giesecke, H. (1996): Das Ende der Erziehung. Neue Chancen für Familie und Schule. Stuttgart: Klett-Cotta.

Göbel, K. / Baumgarten, F. / Kunz, B. / Hölling, H. / Schlack, R. (2018): ADHS bei Kindern und Jugendlichen in Deutschland – Querschnittergebnisse aus KiGGS Welle 2 und Trends. Journal of Health Monitoring 3, S. 46–53.

Greenough, W. T. (1984): Structural correlates of information storage in the mammalian brain. Trends in Neuroscience 7, S. 229–233.
Hamilton, L.G. / Petty, S. (2023): Compassionate pedagogy for neurodiversity in higher education: A conceptual analysis. Frontiers in Psychology 16: 1093290.
Hanania, R. / Smith, L. (2010): Selective attention and attention switching: towards a unified developmental approach. Developmental Science 13: S. 622–635.
Hasler, F. (2015): Neuromythologie: Eine Streitschrift gegen die Deutungsmacht der Hirnforschung (5., unveränderte Auflage. Bielefeld: Transcript.
Heinrichs, J.-H. / Markus Rüther, M. / Stake, M. / Ihde, J. (2022): Neuroenhancement. Baden-Baden: Alber.
Herzka, H.S. (1980): Psychotherapie und Pädagogik – eine Gegenüberstellung Acta Paedopsychiatrica 45, S. 171–174.
Hirth, N. (2021): ADHS als soziales Krankheitsbild? Eine kritische Betrachtungsweise der Medikalisierung von ab sozialem Verhalten in modernen westlichen Gesellschaften. ExMA-Paper. Hamburg: Universität Hamburg.
Hoffmann, Heinrich (1926/1985): Lebenserinnerungen. Frankfurt am Main: Insel.
Hofmann, Heinrich (1859/2009): Der Struwwelpeter. Stuttgart: Philipp Reclam jun.
Hoffmann, Heinrich (1871): Wie der „Struwwelpeter" entstand. Die Gartenlaube. Illustrirtes Familienblatt. Herausgeber Ernst Keil. https://de.wikisource.org/wiki/Die_Gartenlaube_(1871)/Heft_46.
Hoffmann, Heinrich (1859): Der Struwwelpeter oder lustige Geschichten und drollige Bilder. 27. Auflage. Frankfurt am Main: Literarische Anstalt, Rütten & Loening (erste Ausgabe der sogenannten „2. Fassung").
In: Hoffmann, Heinrich (1845): Lustige Geschichten und drollige Bilder mit 15 schön kollorirten Tafeln für Kinder von 3–6 Jahren. 1. Auflage. Frankfurt am Main: Literarische Anstalt, Rütten & Loening (erste Ausgabe der sogenannten „1. Fassung" des späteren „Struwwelpeter").
Honkasilta, J. / Koutsoklenis, A. (2022): The (Un)real Existence of ADHD —Criteria, Functions, and Forms of the Diagnostic Entity. Frontiers in Sociology 7: 814763.
Hurtig, T. / Ebeling, H. / Taanila, A. et al. (2007): ADHD and comorbid disorders in relation to family environment and symptom severity. European Journal of Child and Adolescent Psychiatry 16, S. 362–369.
James, W. (1890): The principles of psychology. New York: Holt.
Jaščenoka, J. / Schwörer, M.C. / Petermann, F. / Petermann, U. (2019): Zum Zusammenhang von Arbeitsgedächtnisleistungen und ausgewählten Exekutivfunktionen bei Kindern mit ADHS. Kindheit und Entwicklung 28, S. 114–122.
Jennings, C.D. (2022): Attention and Mental Control. Cambridge: Cambridge Univ. Press.
Kade, J. (1997): Vermittelbar/nicht-vermittelbar: Vermitteln: Aneignen. Im Prozeß der Systembildung des Pädagogischen. In: Lenzen, D. / Luhmann, N. (Hrsg.): Bildung und Weiterbildung im Erziehungssystem. Frankfurt am Main: Suhrkamp, S. 30–70.
Karsch, F. (2011): Neuro-Enhancement oder Krankheitsbehandlung? Zur Problematik der Entgrenzung von Krankheit und Gesundheit am Beispiel ADHS. In: Viehöver, W. / Wehling, P. (Hrsg.): Entgrenzung der Medizin Von der Heilkunst zur Verbesserung des Menschen? Bielefeld: Transcript, S. 121–142.
Karsch, F. (2019): Zwischen ADHS-Diagnose und Neurodiversität: Die Ko-Konstruktion medizinischer Problemgruppen In: Negnal, D. (Hrsg.): Die Problematisierung sozialer Gruppen in Staat und Gesellschaft. Wiesbaden: Springer VS, S. 85–104.
Kaufmann, F.-X. (1990): Zukunft der Familie. München: Beck.
Kazda, L. / McGeechan, K. / Bell, K. / Thomas, R. / Barratt, A. (2023): Increased diagnosis of attention-deficit hyperactivity disorder despite stable hyperactive/inattentive behaviours: evidence from two birth cohorts of Australian children. Journal of Child Psychology and Psychiatry 64: 1140–1148.

Kern, U. (2009): „Ich bin eben ein unverbesserlicher Optimist, mein Lebenlang." In: Cilleßen, W.P. / Huntebrinker, J.W. (Hrsg.): Heinrich Hoffmann – Peter Struwwel. Ein Frankfurter Leben 1809–1894. Petersberg: Imhof.
Kittel-Schneider, S. (2023): ADHD: The Mammoth Task of Disentangling Genetic, Environmental, and Developmental Risk Factors. American Journal of Psychiatry 180, S. 14–16.
Kölch, M.G. / Plener, P.L. / Fegert, J.M. (2012): Psychostimulanzien und verwandte Substanzen bei psychisch Kranken. In: Gründer, G. / Benkert, O. (Hrsg.): Handbuch der psychiatrischen Pharmakotherapie. 2. Aufl. Berlin: Springer, S. 765–772.
Könnecker, M.-L. (1977): Dr. Heinrich Hoffmanns Struwwelpeter. Untersuchungen zur Entstehungs- und Funktionsgeschichte eines bürgerlichen Bilderbuches. Stuttgart: Metzler.
Kohn, J. / Esser, G. (2008): ADHS im Jugend- und Erwachsenenalter. Monatsschrift für Kinderheilkunde 156, S. 748–756.
Koselleck, R. (1979): „Erfahrungsraum" und „Erwartungshorizont". Zwei historische Kategorien. In: Koselleck, R.: Vergangene Zukunft. Frankfurt am Main: Suhrkamp, S. 349–375.
Koutsoklenis, A. / Honkasilta, J. (2023): ADHD in the DSM-5-TR: What has changed and what has not. Frontiers in Psychiatry 13: 1064141.
Kramer, F. / H. Pollnow, H. (1932): Über eine hyperkinetische Erkrankung im Kindesalter. Monatsschrift für Psychiatrie und Neurologie 82, S. 1–20.
Kranz, T.M. / Grimm, O. (2023): Update on genetics of attention deficit/hyperactivity disorder: current status. Current Opinion in Psychiatry 36, S. 257–262.
Kristjansson, K. (2009): Medicalised pupils: the case of ADD / ADHD. Oxford Review of Education 35, S. 111–127.
Krumm, V. (2010): Das Standessymbol der Lehrer war die Rute. Interview. Neue Zürcher Zeitung, 6.4.2010.
Kühl, S. (2018): Arbeit – Marxistische und systemtheoretische Zugänge. Wiesbaden: Springer VS.
Kurthen, M. (2020): Lichtung des Neuro-Nebels? Zum Streit um die Tragweite neurowissenschaftlicher Erkenntnisse Familiendynamik 45: 146.162.
Lanzerath, D. (2002) Enhancement: Form der Vervollkommnung des Menschen durch Medikalisierung der Lebenswelt? In: Jahrbuch für Wissenschaft und Ethik 7. Berlin 2002, S. 319–336.
Lanzerath, D. (2021): Medikalisierung. In: Fuchs, M. (Hrsg.): Handbuch Alter und Altern. Anthropologie – Kultur – Ethik. Heidelberg: Metzler, S. 403–413.
Lanzerath, M. (2024): Enhancement: Mündigkeit & Authentizität in Psychotherapie und Erziehungswissenschaft. Unveröffentlichtes Manuskript.
Larsson, H. / Dilshad, R. / Lichtenstein, P. / Edward D Barker, E.D. (2011): Developmental trajectories of DSM-IV symptoms of attention-deficit/hyperactivity disorder: genetic effects, family risk and associated psychopathology. Journal of Child Psychology and Psychiatry 52, S. 954–963.
Lempp, R. (1964): Frühkindliche Hirnschädigung und Neurose. Bern: Huber.
Leuzinger-Bohleber, M. / Brandl, S.Y / Hüther, G. (Hrsg) (2006): ADHS – Frühprävention statt Medikalisierung: Theorie, Forschung, Kontroversen. Göttingen: Vandenhoeck & Ruprecht.
Leuzinger-Bohleber, M. (2009): »Hei! Da schreit der Konrad sehr!« Forschung Frankfurt, S. 42–48.
Levold, T. / Lieb, H. / Britten, U. (2017): Für welche Probleme sind Diagnosen eigentlich eine Lösung? Göttingen. Vandenhoeck & Ruprecht.
Lohaus, A. (1990): Gesundheit und Krankheit aus der Sicht von Kindern. Göttingen: Vandenhoeck & Ruprecht.
Ludewig, K. (1988): Problem — „Bindeglied" klinischer Systeme. Grundzüge eines systemischen Verständnisses psychosozialer und klinischer Probleme. In: Reiter, L. / Brunner, E.J. / Reiter-Theil, S. (Hrsg): Von der Familientherapie zur systemischen Perspektive. Berlin: Springer, S. 231–249.
Luhmann, N. (1975): Die Weltgesellschaft. In: Luhmann, Niklas: Soziologische Aufklärung 2. Opladen: Westdeutscher Verlag, S. 51–71.

Luhmann, N. (1977): Interpenetration – Zum Verhältnis personaler und sozialer Systeme. In: Zeitschrift für Soziologie 6, S. 62–76.
Luhmann, N. (1983): Medizin und Gesellschaftstheorie. Medizin, Mensch, Gesellschaft 8, S. 168–175.
Luhmann, N. (1984): Soziale Systeme. Frankfurt am Main: Suhrkamp.
Luhmann, N. (1987): Sozialisation und Erziehung. In: Rotthaus, W. (Hrsg.): Erziehung und Therapie in systemischer Sicht. Dortmund: Verlag modernes Lernen, S. 7–86.
Luhmann, N. (1987): Sozialisation und Erziehung. In: Luhmann, N.: Soziologische Aufklärung 4. Opladen: Westdeutscher Verlag, S. 173–181.
Luhmann, N. (1989): Ethik als Reflexionstheorie der Moral. In: Luhmann, N.: Gesellschaftsstruktur und Semantik. Studien zur Wissenssoziologie der modernen Gesellschaft. Bd. 3. Frankfurt am Main: Suhrkamp, S. 358–447.
Luhmann, N. (1990): Sozialsystem Familie. In: Luhmann, N.: Soziologische Aufklärung 5. Opladen: Westdeutscher Verlag, S. 196–217.
Luhmann, N. (1995a): Was ist Kommunikation? In: Luhmann, N.: Soziologische Aufklärung 6: Die Soziologie und der Mensch. Opladen: Westdeutscher Verlag, S. 113–124.
Luhmann, N. (1995b): Die Autopoiesis des Bewußtseins. In: Luhmann, N.: Soziologische Aufklärung 6. Opladen: Westdeutscher Verlag, S. 55–112.
Luhmann, N. (1997): Die Gesellschaft der Gesellschaft. Frankfurt am Main: Suhrkamp.
Luhmann, N. (2000): Organisation und Entscheidung. Opladen: Westdeutscher Verlag.
Luhmann, N. (2002): Das Erziehungssystem der Gesellschaft. Frankfurt am Main: Suhrkamp.
Luhmann, N. (2018): Die Knappheit der Zeit und die Vordringlichkeit des Befristeten. In: Luhmann, Niklas: Schriften zur Organisation 1. Hrsg. von Lukas, Ernst / Tacke, Veronika. Wiesbaden: Springer VS, S. 355–384.
Luhmann, N. / Schorr, K.E. (1982): Das Technologiedefizit in der Erziehung. In: Luhmann, N. / Schorr, Karl Eberhard (Hrsg.): Zwischen Technologie und Selbstreferenz: Fragen an die Pädagogik. Frankfurt am Main: Suhrkamp, S. 11–40.
Luhmann, Niklas / Schorr, K.E. 1988): Reflexionsprobleme im Erziehungssystem. Frankfurt am Main: Suhrkamp.
Lusardi, R. (2019): Current trends in medicalisation: Universalising ADHD diagnosis and treatments. Sociology Compass 13:12697.
Maisel, E. (2022): Deconstructing ADHD: Mental Disorder or Social Construct? Bradford: Ethics International Press.
Marx, I. / Cortese, S. / Koelch, M.G. / Hacker, T. (2022): Meta-analysis: Altered Perceptual Timing Abilities in Attention-Deficit / Hyperactivity Disorder. Journal of the American Academy of Child and Adolescent Psychiatry 61, S. 866–880.
Maturo, A. (2013): The medicalization of education: ADHD, human enhancement and academic performance. Italian Journal of Sociology of Education 5, 175–188.
Meyers Lexikon online (2008): Aufmerksamkeit [Online im Internet]. URL: http://lexikon.meyers.de/beosearch/permlink.action?pageId=7490354&version=
Metzinger, T. (2012): Zehn Jahre Neuroethik des pharmazeutischen kognitiven Enhancements – Aktuelle Probleme und Handlungsrichtlinien für die Praxis. Fortschritte der Neurologie und Psychiatrie 80, S. 36–43.
Mihm, A. (2023) Würzburg ist die ADHS-Welthauptstadt". https://www.faz.net/aktuell/gesellschaft/gesundheit/kinder-wuerzburg-ist-die-adhs-welthauptstadt-12043796.html
Nielsen, M. (2020): ADHD and Temporal Experiences Struggling for Synchronization. In: Flaherty M.G. / Meinert, L. / Dalgard, A.L. (Eds.) Time Work Studies of Temporal Agency. New York: Berghahn, S. 50–64.
Moncrieff, J. / Timimi, S. (2010): Is ADHD a valid diagnosis in adults? No, British Medical Journal 340, c547.

Mundt, C. (2005): Auswirkungen nosographischer und denosologisierender Ansätze schizophrener Erkrankungen. Fortschritte Neurologie Psychiatrie Sonderheft 73. S. 9–15.

Olsson, A. (2023): Teachers' gendered perceptions of attention deficit hyperactivity disorder – a literature review. European Journal of Special Needs Education 38, S. 303–316.

Owens, J. (2021): Parental Intervention at School, Academic Pressure, and Childhood Diagnoses of ADHD. Social Science & Medicine 272, S. 1–10.

Palmer, E.D. / Finger, S. (2001): An Early Description of ADHD (Inattentive Subtype): Dr Alexander Crichton and 'Mental Restlessness' (1798). Child Psychology and Psychiatry Review 6, S. 66–73.

Pommeranz, J. (2009): »Struwwelpeter-Arabesken«: Gedanken zum Urmanuskript. In: Germanisches Nationalmuseum, S. 65–79.

Poustka, F. (1999): Der Struwwelpeter von Heinrich Hoffmann als kinderpsychiatrische Phänomenologie. In: Herzog, G.H. / Herzog-Hoinkis, M. / Kaendler, S.H.A. / Siefert, H. (Hrsg.): Struwwelpeter-Hoffmann gestern und heute. Frankfurt am Main: Sinemis, S. 216–231.

Purper-Ouakil, D. / Cortese, S. / Wohl, M. (2010): Temperament and Character Dimensions associated with Clinical Characteristics and Treatment Outcome in Attention Deficit and Hyperactivity Disorder Boys. Comprehensive Psychiatry 51, S. 286–292.

Quinn, M. / Lynch, A. (2016): Is ADHD a 'real' disorder? Support For Learning, 31, S. 59–70.

Rauch, W.A. (2022): Exekutive Funktionen. In: Gebhardt, M.D. / Scheer, D. / Schurig, M. (Hrsg.): Handbuch der sonderpädagogischen Diagnostik. Regensburg: Universitätsbibliothek. https://doi.org/10.5283/epub.53149

Reh, S. (2015b): Der „Kinderfehler" Unaufmerksamkeit. In: Reh, S. (Hrsg.): Aufmerksamkeit. Wiesbaden: Springer VS, S. 71–93.

Reh, S. / Berdelmann, K. / Dinkelaker, J. (2015a): Varianten der Aufmerksamkeit für Aufmerksamkeit. Zur Einleitung. Reh, S. (Hrsg.): Aufmerksamkeit. Wiesbaden: Springer VS, S. 9–18.

Reibling, N. (2021): Soziologische Perspektiven auf Gesundheit und Krankheit. In: Bundeszentrale für gesundheitliche Aufklärung (BZgA) (Hrsg.): Leitbegriffe der Gesundheitsförderung und Prävention. Glossar zu Konzepten, Strategien und Methoden. https://doi.org/10.17623/BZGA:Q4-i116-3.0

Remschmidt, H. (1988): Der Krankheitsbegriff in der Kinder- und Jugendpsychiatrie. In: Remschmidt, H. / Schmidt, M.H. (Hrsg.): Kinder- und Jugendpsychiatrie in Klinik und Praxis. Bd. 1. Stuttgart: Enke, S, 143–152.

Riedesser, P. (2014): ADHS: Eine der größten Kontroversen in der Geschichte des Fachgebiets Kinder- und Jugendpsychiatrie. Einige Argumente zur ADHS-Kontroverse in der Kinder- und Jugendpsychiatrie. In: Hüther, G. / Leuzinger-Bohleber, M. (Hrsg.): ADHS – Frühprävention statt Medikalisierung. Theorie, Forschung, Kontroversen (2. Aufl.) Göttingen: Vandenhoeck & Ruprecht, S. 111–117.

Rothenberger, A. / Neumärker, K.-J. (2005): Wissenschaftsgeschichte der ADHS. Kramer-Pollnow im Spiegel der Zeit. Heidelberg: Steinkopf.

Rothenberger, A. / Steinhausen, C. (2020): Zur Geschichte der Aufmerksamkeitsdefizit-Hyperaktivitätsstörung. In: Steinhausen, H.-C. / Döpfner, M. / Holtmann, M. (Hrsg.): Handbuch ADHS. 2. Auflage. Stuttgart: Kohlhammer, S. 17–24.

Rutter, S. (2021): Sozioanalyse in der pädagogischen Arbeit. Wiesbaden: Springer VS.

Rydell, M. / Lundström, S. / Gillberg, C. / Lichtenstein, P. / Larsson, H. et al. (2018): Has the attention deficit hyperactivity disorder phenotype become more common in children between 2004 and 2014? Trends over 10 years from a Swedish general population sample. Journal of Child Psychology and Psychiatry 59, S. 863-–871.

Sauer, Walter (2015a): Hoffmann, Heinrich: Struwwelpeter. Erstveröffentlichung: 08.10.2015. (Zuletzt aktualisiert am: 06.02.2022). URL: https://www.kinderundjugendmedien.de/index.php/werke/1344-hoffmann-heinrich-struwwelpeter.

Sauer, W. (2015b): Der Struwwelpeter und sein Schöpfer Dr. Heinrich Hoffmann. Bibliographie der Sekundärliteratur. 2. Auflage. Neckarsteinach: Edition Tintenfaß.

Sauer, W. (o. J.): Zur Entstehungsgeschichte des Struwwelpeter. Forum für internationale Kinderbuchforschung. https://www.geisenheyner.de/site/forum/sauer.html

Sauerbrey, U. (2011): Kritische Anmerkungen zur medizinhistorischen Darstellung der ADHS. In: Sauerbrey, U. / Winkler, M. (Hrsg.): Pädagogische Anmerkungen zur Aufmerksamkeitsdefizit- / Hyperaktivitätsstörung (ADHS). Jena: IKS Garamond, S. 31–68.

Scharfetter, C. (2002): Allgemeine Psychopathologie. 5., neu bearbeitete Auflage. Stuttgart: Thieme.

Schlack, H.G. (2004): ADHS: Eine soziogene Epidemie? Kinderärztliche Praxis. Soziale Pädiatrie und Jugendmedizin. 5, Sonderheft ADHS, S. 6–10.

Schlack, R. / Hölling, H. / Kurth, B.-M. / Huss, M. (2007): Die Prävalenz der Aufmerksamkeitsdefizit- / Hyperaktivitätsstörung (ADHS) bei Kindern und Jugendlichen in Deutschland. Erste Ergebnisse aus dem Kinder- und Jugendgesundheitssurvey (KiGGS). Bundesgesundheitsblatt – Gesundheitsforschung – Gesundheitsschutz 50, S. 827–835.

Schlander, M. / Trott, G.E. / Schwarz, O. (2010): Gesundheitsökonomie der Aufmerksamkeitsdefizit- / Hyperaktivitätsstörung in Deutschland. Teil 2: Therapeutische Optionen und ihre Kosteneffektivität. Nervenarzt 81, S. 301–314.

Schleiffer, R. (1988): Eine funktionale Analyse dissozialen Verhaltens. Praxis der Kinderpsychologie und Kinderpsychiatrie 37, S. 242–247.

Schleiffer, R. (1995): Zur Unterscheidung von (Sonder)erziehung und (Psycho)therapie. Sonderpädagogik 25, S. 193–204.

Schleiffer, R. (1998): Zur Funktion selbstschädigenden Verhaltens. System Familie 11, S. 129–137.

Schleiffer, R. (2005): Über Lernvermeidung – Eine funktionale Analyse „lernbehinderter" Kommunikation. Zeitschrift für Sozialpädagogik 3, S. 338–359.

Schleiffer, R. (2012a): Das System der Abweichungen. Eine systemtheoretische Neubegründung der Psychopathologie. Heidelberg: Carl Auer.

Schleiffer, R. (2012b): Lernvermeidung, nicht lernen zu lernen. In: Dorschky, L. / Kurzke, C. / Schneider, J. (Hrsg.): LernZeichen. Lernen und Schriftspracherwerb als Herausforderung für Kindertagesstätte, Schule und Jugendhilfe. Opladen: B. Budrich, S. 87–111.

Schleiffer, R. (2013): Verhaltensstörungen. Sinn und Funktion. Heidelberg: Carl Auer.

Schleiffer, R. (2018): Dissoziales Handeln von Kindern und Jugendlichen. Heidelberg: Carl Auer.

Schleim, S. (2022a): Why mental disorders are brain disorders. And why they are not: ADHD and the challenges of heterogeneity and reification. Frontiers in Psychiatry 13: 943049.

Schleim, S. (2022b): Pharmakologische Verbesserung des Menschen: Fakten und Mythen über Gehirndoping. Theory and History of Psychology, University of Groningen. https://doi.org/10.33612/22841170

Schluß, H.J. (2008): Wertebildung oder Werteerziehung? Wie lernen und lehren wir Werte in der pluralen Gesellschaft? Praxis Gemeindepädagogik (PGP) 3, S. 53–56.

Schmidt, H.-R. (Hrsg.) (2018): Modekrankheit ADHS. Eine kritische Aufsatzsammlung. Frankfurt am Main: Mabuse.

Schmidt, M.H. (1992): Das MCD-Konzept ist überholt. Deutsches Ärzteblatt 89, S. 273–276.

Schmidt-Atzert, L. / Krumm, S. / Amelang, M. (2021): Diagnostische Verfahren. In: Schmidt-Atzert L. / Krumm, S., Amelang, M. (Hrsg.): Psychologische Diagnostik. Berlin: Springer, S. 209–475.

Schmitt, O.M. (1970): Melchior Adam Weikard, Arzt, Philosoph und Aufklärer. Fulda: Parzeller: https://books.google.de/books/about/Der_philosophische_Arzt.html?id=GwtDcTF_BjoC&redir_esc=y

Schübel, T. (2023): Medikalisierung der Erziehung? Ambivalenzen „bindungsorientierter" Sozialer Arbeit. In: Schübel, T. / Friele, B. (Hrsg.): Medikalisierung und Soziale Arbeit. Wiesbaden: Springer VS, S. 119–135.

Schubert, I. / Köster, I. / Lehmkuhl, G. (2010): Prävalenzentwicklung von hyperkinetischen Störungen und Methylphenidatverordnungen. Deutsches Ärzteblatt 107, S. 615–621

Schwarzer, R. / Jerusalem, M. (2002): Das Konzept der Selbstwirksamkeit. Zeitschrift für Pädagogik (Beiheft) 48, S. 28–53.
Schwenck, C. (2016): Ist ADHS eine Modediagnose? Haben Aufmerksamkeitsprobleme und Hyperaktivität zugenommen? In: Lenhard, W. (Hrsg.): Psychische Störungen bei Jugendlichen. Berlin: Springer, S. 91–110.
Seidler, E. (2004): »Zappelphilipp« und ADHS: Von der Unart zur Krankheit. Deutsches Ärzteblatt 101, S. 239–243.
Sergeant, J.A. / Banaschewski, T. / Buitelaar, J. et al. (2010): Eunethydis: a statement of the ethical principles governing the relationship between the European group for ADHD guidelines, and its members, with commercial for-profit organisations. European Child and Adolescent Psychiatry 19, S. 737–739.
Simon, F.B. (1995): Die andere Seite der Gesundheit. Ansätze einer systemischen Krankheits- und Therapietheorie. Heidelberg: Carl Auer.
Simon, F. B. (2000): Imaginäre Räume – Ansätze einer systemischen Psychopathologie. In: H. R. Fischer / S. J. Schmidt (Hrsg.): Wirklichkeit und Welterzeugung. In Memoriam Nelson Goodman. Heidelberg: Auer, S. 224–232.
Singh, I. (2008): Beyond polemics: science and ethics of ADHD. Nature Reviews Neuroscience 9, S. 957–964.
Singh, I. / Kelleher, K.J. (2010): Neuroenhancement in Young People: Proposal for Research, Policy, and Clinical Management. AJOB Neuroscience 1, S. 3–16.
Sonuga-Barke, E.J. / Halperin, J.M. (2019): Developmental phenotypes and causal pathways in attention deficit/hyperactivity disorder: potential targets for early intervention? 51, S. 368–389.
Sonuga-Barke, E.J.S. / Becker, S.P. / Bölte, S. / Castellanos, F.X. et al. (2023): Annual Research Review: Perspectives on progress in ADHD science – from characterization to cause. Journal of Child Psychology and Psychiatry 64, S. 506–532.
Stichweh, R, (2007): Inklusion und Exklusion in der Weltgesellschaft – Am Beispiel der Schule und des Erziehungssystems. In: Aderhold, J. / Kranz, O. (Hrsg.): Intention und Funktion. Probleme der Vermittlung psychischer und sozialer Systeme. Wiesbaden: Springer VS, S. 113–120.
Stichweh, R. (2012): Medikalisierung und Massenmedien: Interaktionen und Konkurrenzen der Funktionssysteme der Moderne. In: Murer, E. (Hrsg.): Gesellschaft und Krankheit: Medikalisierung im Spannungsfeld von Recht und Medizin. Bern: Stämpfli, S. 151–164.
Stichweh, R. (2016): Inklusion und Exklusion. Studien zur Gesellschaftstheorie. 2., erweiterte Auflage. Bielefeld: Transcript.
Stiehler, M. (2007): AD(H)S – Erziehen statt Behandeln. Göttingen: Vandenhoeck & Ruprecht.
Still, G.F. (1902): The Goulstonian lectures on some abnormal psychical conditions in children. https://wellcomecollection.org/works/ydzjmfqe
Streif, J. (2015): Eine kleine Geschichte der ADHS. In: ADHS Deutschland e.V., Jubiläumsbericht https://www.adhs-deutschland.de/pdf/2_1_adhs___ads/Eine_kleine_Geschichte_der_ADHS-Streif_2017.pdf
Thome, J. / Jacobs, K.A. (2004): Attention deficit hyperactivity disorder (ADHD) in a 19th century children´s book. European Psychiatry 19, S. 303–306.
Timimi, S. (2002): Pathological child psychiatry and the medicalization of childhood. Hove: Brunner-Routledge.
Timimi, S. (2005): Naughty Boys. Anti-Social Behavior, ADHD and the Role of Culture. Basingbroke: Palgrave Macmillan.
Timimi, S. (2015): Attention deficit hyperactivity disorder is an example of bad medicine. Aust New Zealand Journal of Psychiatry 46, S. 575–576.
Tredgold, A.F. (1908): Mental deficiency: Amentia. Balliere: Frank.
Tschacher, W. / Feuz, S. (2010): ADHS: Ein kritischer Überblick zu einer Modediagnose. In: Bonney, H. (Hrsg.): Neurobiologie für den therapeutischen Alltag. Göttingen: Vandenhoeck & Ruprecht, S. 59–76.

Tyrell, H. / Vanderstraeten, R. (2007): Familie und Schule: Zwei Orte der Erziehung. In: Aderhold, J. / Kranz, O. (Hrsg.): Intention und Funktion. Wiesbaden: VS Verlag für Sozialwissenschaften, S. 159–173.

Vanderstraeten, R. (2020): Familie und Schule: Zur Innen- und Ausdifferenzierung des Erziehungssystems. Soziale Systeme 25, S. 418–435.

Vanderstraeten, R. (2023): The differentiation of family and school education: historical conditions and current tensions. Nordic Journal of Studies in Educational Policy 9, S. 289–297.

Visser, J. / Jehan, Z. (2009): ADHD: a scientific fact or a factual opinion? A critique of the veracity of Attention Deficit Hyperactivity Disorder. Emotional and Behavioural Difficulties 14, S. 127–140.

Von Matt, P. (2009): Nachwort zu Hoffmann, Heinrich: Der Struwwelpeter. Stuttgart: Reclam, S. 59–78.

von Prondczynsk, A. (2007): „Zerstreutheit s. Aufmerksamkeit". Historische Rekonstruktion eines spannungsvollen Verhältnisses. Jahrbuch für historische Bildungsforschung 13, S. 113–137.

Wakefield, J.C. (1992): Disorder as harmful dysfunction: a conceptual critique of DSM-III-R's definition of mental disorder. Psychological Review 99, S. 232–247.

Watzlawick, P. / Beavin, J.H. / Jackson, D.D. (1969): Menschliche Kommunikation. Bern: Huber.

Weber, M. (1972): Wirtschaft und Gesellschaft. Grundriß der verstehenden Soziologie. Tübingen: Mohr.

Weikard, M.A. (1799): Der philosophische Arzt. (https://books.google.de/books/about/Der_philosophische_Arzt.html?id=GwtDcTF_BjoC&redir_esc=y)

Weinberger, J.M. / Houman, J. / Caron, A.T. et al. (2018): Female Sexual Dysfunction and the Placebo Effect: A Meta-analysis. Obstetrics & Gynecology 132, S. 453–458.

Weissenberger, S. / Ptacek, R. / Klicperova-Baker, M et al. (2017): ADHD, Lifestyles and Comorbidities: A Call for an Holistic Perspective – from Medical to Societal Intervening Factors. Frontiers in Psychology 8, S. 454.

Whitely, M. (2015): ADHD diagnosis continues to fail the reliability and validity tests. Australian & New Zealand Journal of Psychiatry 49, S. 497–498.

Whitely, M. / Raven, M. / Timimi, S. et al. (2019): Attention deficit hyperactivity disorder late birthdate effect common in both high and low prescribing international jurisdictions: a systematic review. Journal of Child Psychology and Psychiatry 60, S. 380–391.

Willcutt, E.G./Nigg, J.T. / Pennington, B.F. et al. (2012): Validity of DSM-IV attention–deficit/hyperactivity disorder symptom dimensions and subtypes. Journal of Abnorm Psychology 121, S. 991–1010.

Watzlawick, P. (2016): Man kann nicht nicht kommunizieren: Das Lesebuch. 2., unveränderte Auflage. Göttingen: Vandenhoeck & Ruprecht.

WHO (2022): 11. Revision der ICD der WHO (ICD-11). https://www.bfarm.de/DE/Kodiersysteme/Klassifikationen/ICD/ICD-11/_node.html

Wilson, J. (2013): A social relational critique of the biomedical definition and treatment of ADHD; ethical practical and political implications. Journal of Family Therapy 35, S. 198–218.

Winkler, M. (2012): Erziehung in der Familie. Innenansichten des pädagogischen Alltags. Stuttgart: Kohlhammer.

Witthöft, J. / Koglin, U. / Petermann, F. (2010): Zur Komorbidität von aggressivem Verhalten und ADHS. Kindheit und Entwicklung 19, S. 218–227.

Xu, G. / Strathearn, L. / Liu, B. / Yang, B. / Bao, W. (2018): Twenty-Year Trends in Diagnosed Attention-Deficit / Hyperactivity Disorder Among US Children and Adolescents, 1997–2016. JAMA Netw Open 1: 181471.

Zimmerman, S. (2019): Den Beobachter beobachten. Neuere Entwicklungen im Anschluss an Niklas Luhmann. Philosophische Rundschau 66, S. 162–185.